人生を輝かせる
オマタストレッチ！

副島理子

たった5分のオマタストレッチでうれしいことがたくさん起こる!

1

ウエストが
引き締まる!

2

姿勢が
良くなる!

3

排便が
スムーズになる！

4

尿もれ
しなくなる！

5

体幹が安定して
楽に動けるよう
になる！

6

しなやかな
ボディになる！

そもそも

オマタってどこのこと?

オマタは筋肉名で言うと「骨盤底筋群」。読んで字のごとく、骨盤の底にあります。触ってみると「恥骨」「尾骨」「左右の坐骨」の4つの骨を確認できるはずです。

1.恥骨

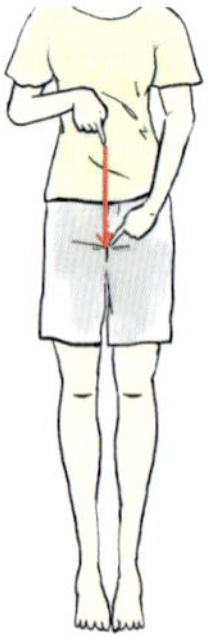

おへそに人差し指をあてます。
まっすぐ下に辿って行きます。
その終点にある骨です。

2.尾骨

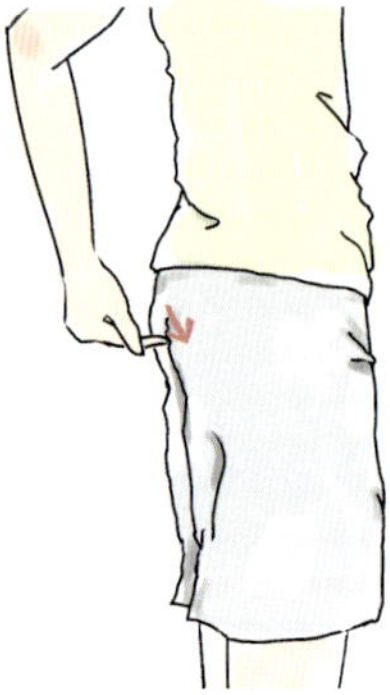

背骨の一番下の骨です。

3.左右の坐骨

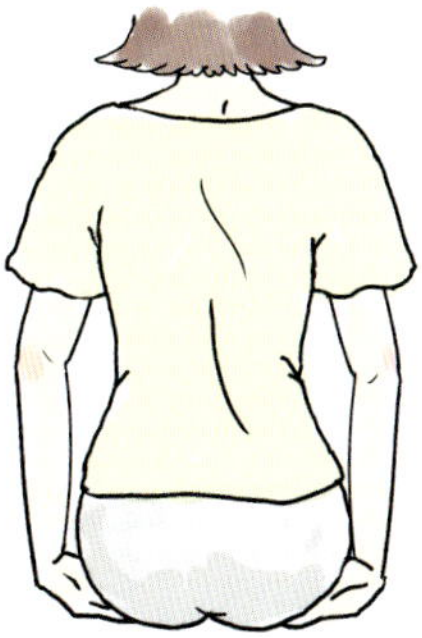

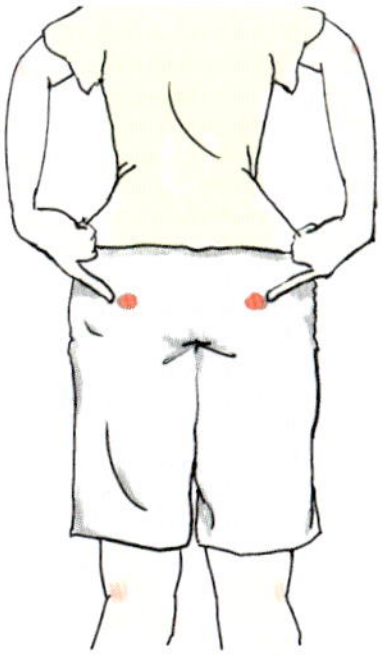

手のひらを左右のお尻の下に敷いて椅子に座ります。
そのときに左右の手のひらで感じる出っ張った骨です。

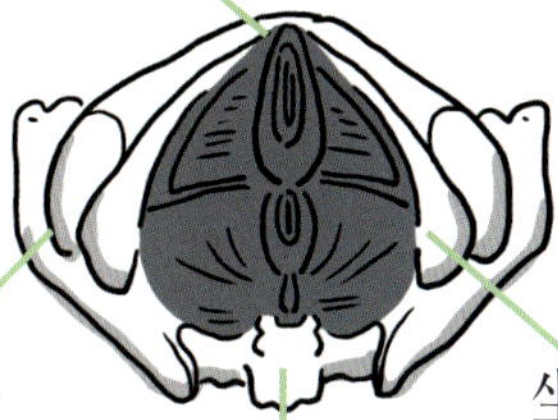

これらに囲われた箇所が骨盤の底。
ここに「骨盤底筋群」があります。
筋群で、1枚の筋肉ではないんです。
いくつもの筋肉と膜が重なり合って、
骨盤の中にある内臓を支えています。
ここも触ってみましょう。

1日
5分

とっても簡単♪ オマタストレッチ

オマタストレッチはとっても簡単な5ステップ。
オマタの場所を確認できたら、さっそく始めていきましょうか！

STEP1

分けて動かす

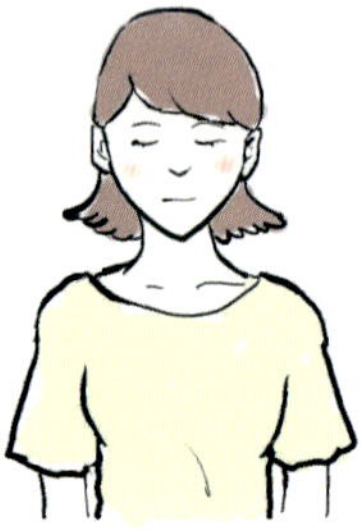

オマタを
・前
・後
・真ん中
分けて動かします。
どこが動かしやすい？
どこが得意か？
そんな楽な気持ちで
探ってみてください。

STEP2

引き上げる

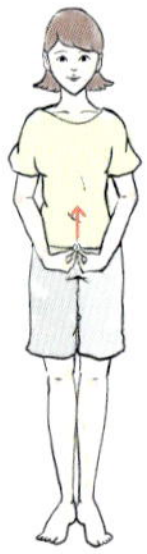

オマタを締めましょう。
ティッシュを引き上げる
そんなイメージで♪

STEP3

締め加減を探る

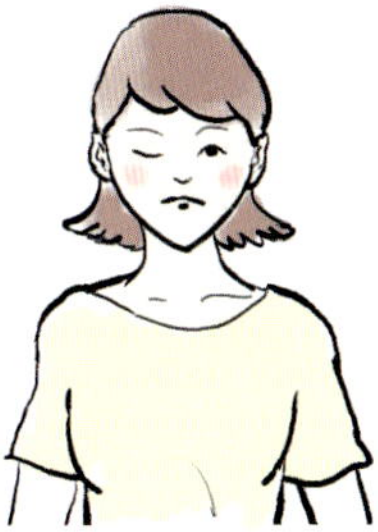

オマタの締め加減を
探ります。
理想の締め加減を
探ってみましょう。

STEP4

スピード加減を探る

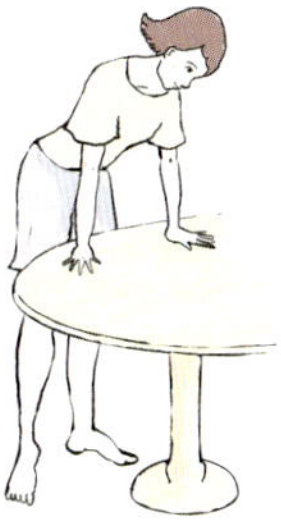

オマタを
・速く締める
・長く締める
・瞬間締める
スピードを探ります。

STEP5

ストレッチ

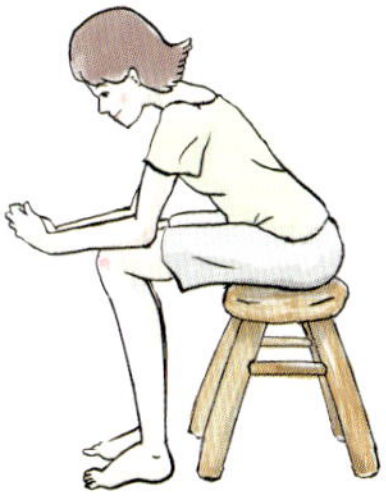

目指したいのは
オマタの弾力性♪
そのためには、
リラックスも大切。
締めることもできて
リラックスもできる。
そんなオマタを
目指します。

STEP1

前・後ろ・真ん中と分けて動かす

ここでは、オマタを「前」「後ろ」「真ん中」と分けて動かします。
まずは動かそうと意識することが大切。オマタを意識できるようになると、
ウエストが引き締まったり、姿勢がよくなったり、しなやかボディを獲得できます！

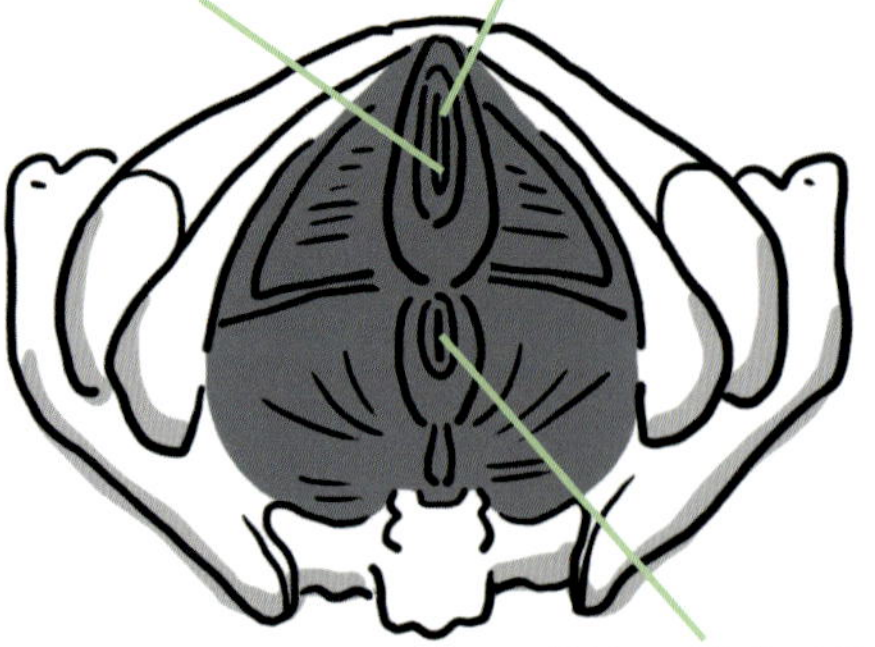

女性にはオマタに3つの穴がありますね。
前は尿道口、後ろは肛門、真ん中は膣です。
「前」「後ろ」「真ん中」の順番で動かしていきます。
「最初にどこに意識を持つか」ととらえてください。
どこから動かしても追って他も動きます。
どこに意識を持つと動かしやすいか？
自分はどこが得意か？
個人個人違うので、探る気持ちで始めましょう。

前

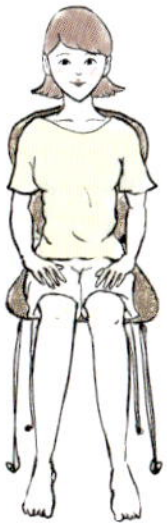

前には尿道口があります。
おしっこが出る穴ですね。
イメージは排尿を我慢する感じ。

後ろ

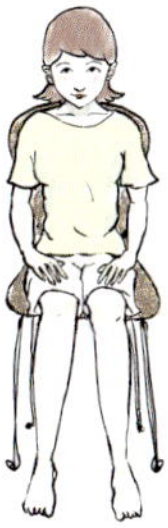

後ろは肛門です。
ここはわりと動かしやすいのでは？
肛門を動かすと全体が動きませんか。

真ん中

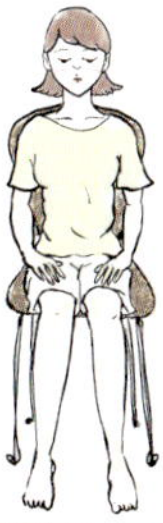

真ん中には、膣があります。
どうやったら動くでしょうか。
引き上げるような感じ？
ヒューっと真空状態にする感じ？
探ってみてくださいね。

34ページから詳細を解説

STEP2

オマタを引き上げる

STEP1で一番わかりやすかったところで、今度はオマタを引き上げてみましょう。
動かそうとすると、2方向あると気づかれたと思います。

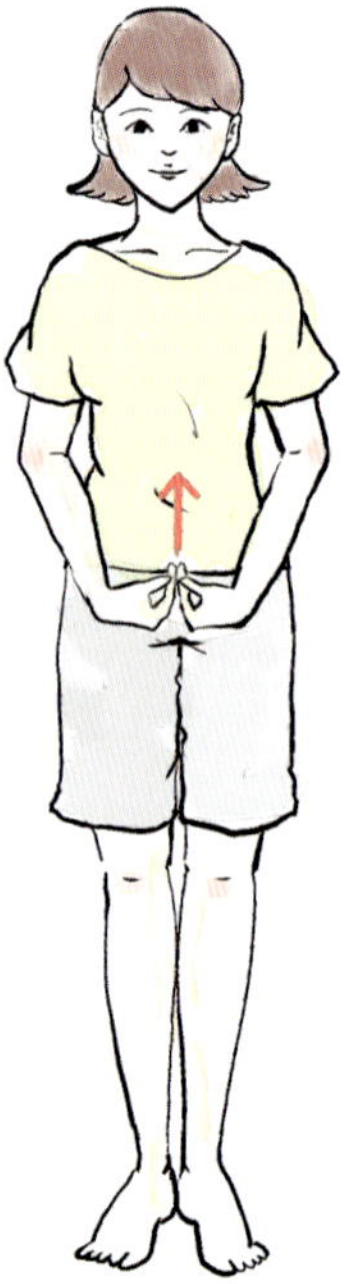

引き上げる方向

オマタを引き上げるというのは
体の中心に引き上げるイメージです。
これが「締める」ということです。
これができると姿勢も良くなって、
お腹もスッキリしてきますよ。
次のSTEP 3はこの「締める」で
チャレンジしてくださいね♪

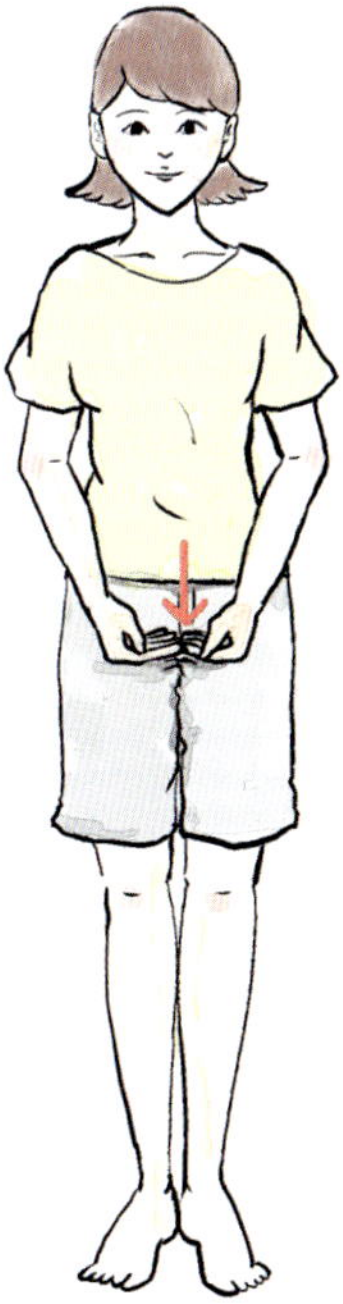

押し下げる方向

リラックスする程度なら良いのですが、
この押し下げる力が強すぎると、
オマタに負担がかかります。
そういう場合は案外、姿勢が悪かったり
お腹がポッコリしているかも。
気づいたら引き上げる方向に
修正かけてみてくださいね。

39ページから詳細を解説

STEP3

オマタの締め加減を探る

オマタを締めるといっても、ギュっと締めるわけではありません。
ここでは、オマタの締め加減を探求してみましょう。

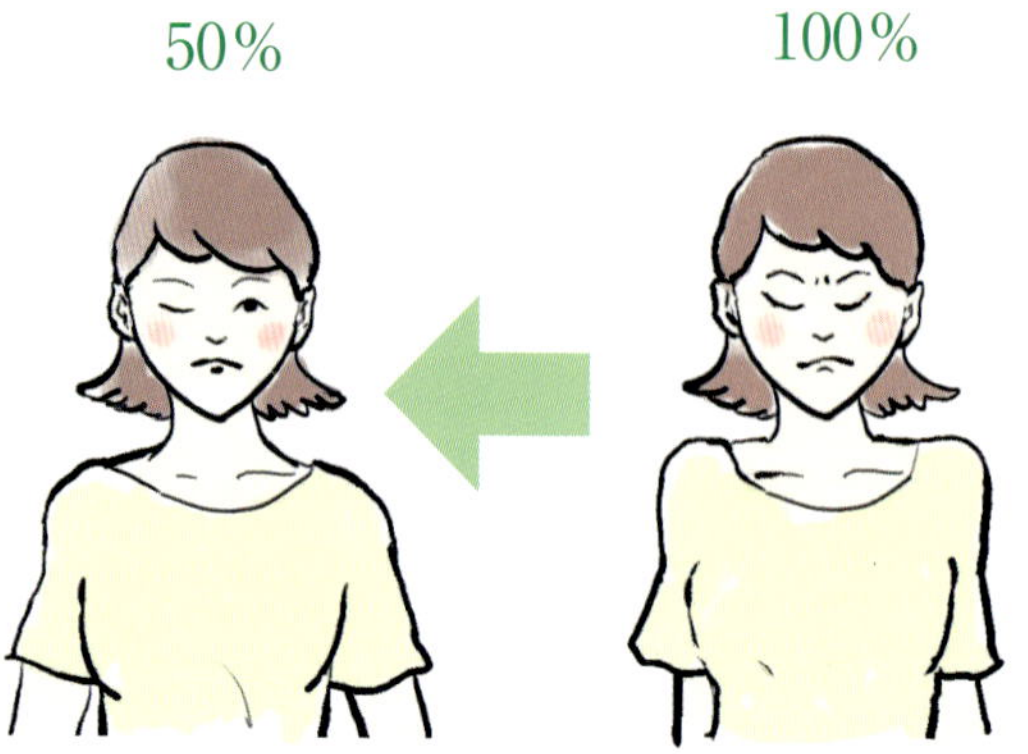

100%の力でMAXまで締めてみてください。MAX締めようとすると全身に力が入ってしまうことに気づきましたか。

MAXまで締めてみたらその半分ぐらいに力を落としてみましょう。50%くらいのイメージ。

理想ゾーン

0%

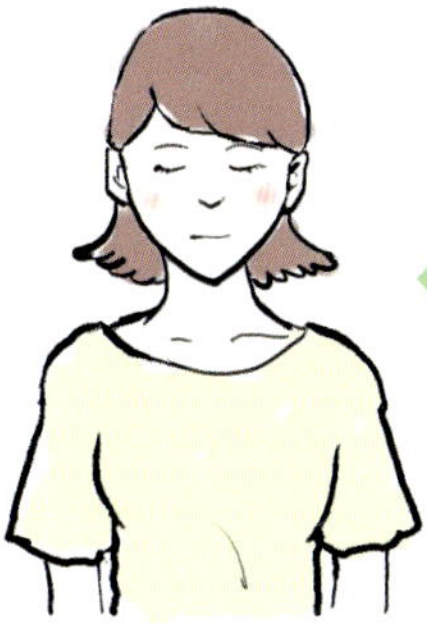

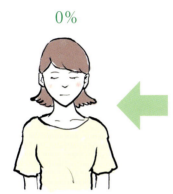

もっと力を抜きます。
意識の上では力をまったく
入れていない状態です。
リラックスしていますね。
これが0%です。

30%

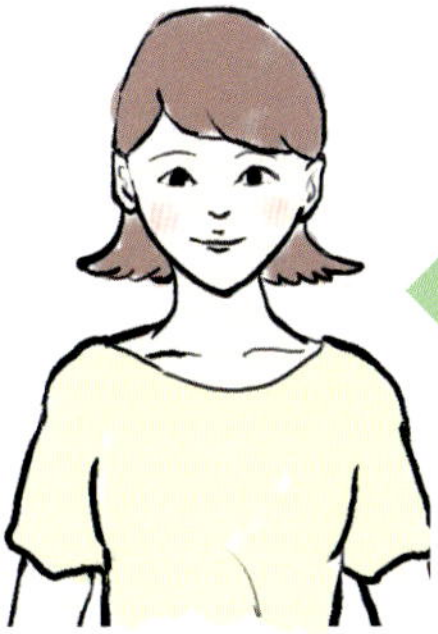

さらに力を抜いて30%。
これはどんな感じですか。
体も力抜けて、楽ですね。
この探る感じが大切です。

30%～50%

50ページから詳細を解説

STEP4

オマタを締めるスピード加減を探る

STEP3の締め加減の30~50%の力で「速く締める」「長く締める」「瞬間締める」というオマタを締めるスピード加減を探ってみましょう。

速く＆長く締める！

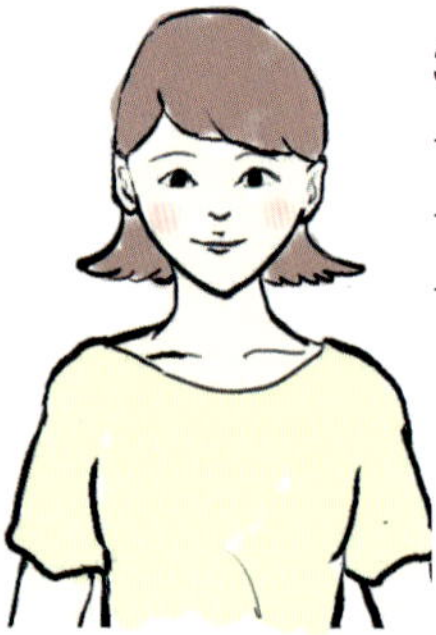

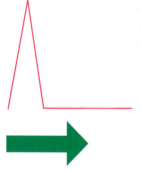

30~50%の力加減で

→10回締めてみましょう。

→10秒締め続けてみましょう。

→10回締めた後、
10秒締め続けてみましょう。

瞬間締める！

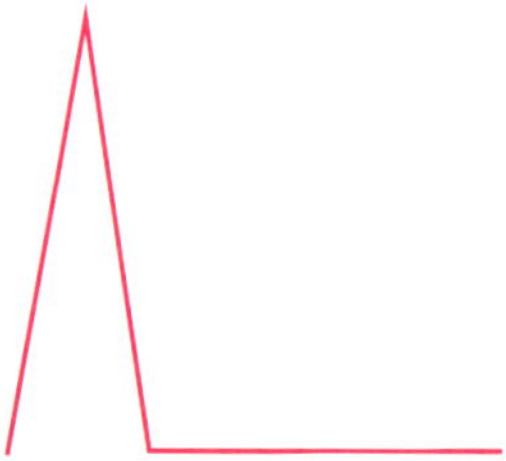

イチの「イ」の瞬間で

→締めましょう！

○ イ！

× イーチっ

いろいろな
格好で
試してみて！

仰向けで

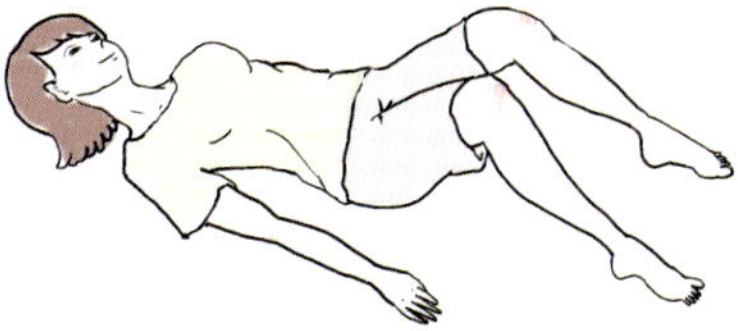

① 仰向けになり、足は腰幅に開いて膝を曲げて立てます。
② 右ページの「速く＆長く」「瞬間」を行います。

テーブルに手をついて

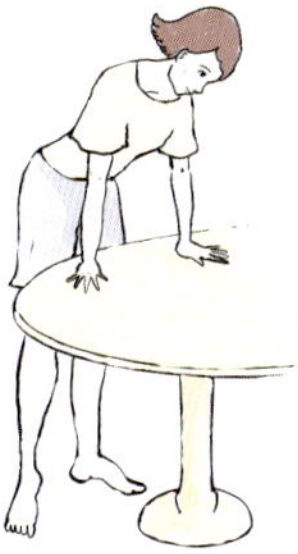

① 腰幅に足を広げてテーブルの前に立ち、両手をテーブルにつけます。
② 右ページの「速く＆長く」「瞬間」を行います。

64ページから詳細を解説

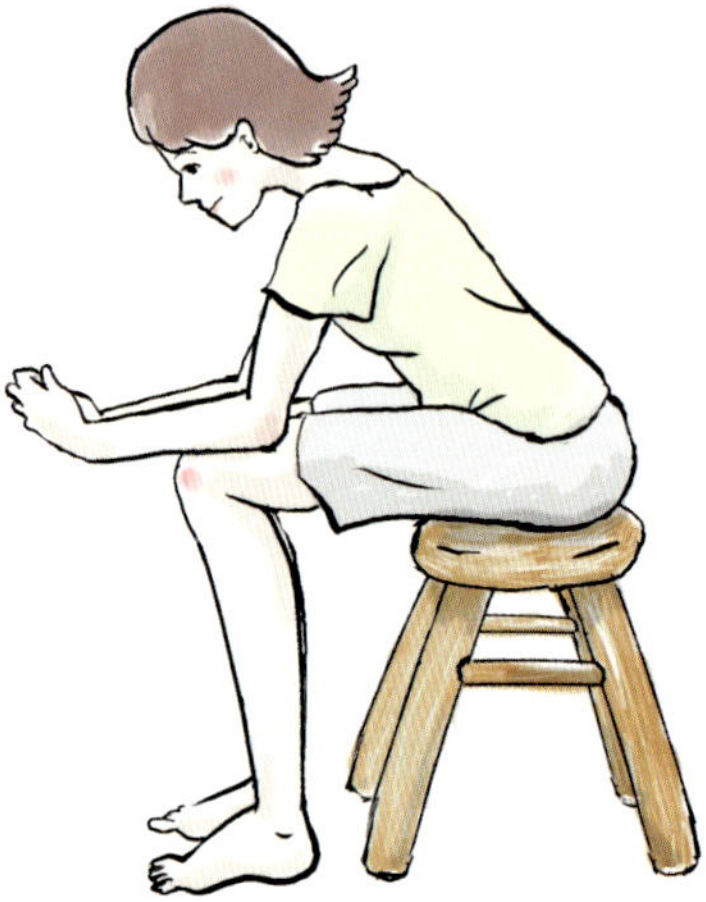

STEP5

オマタをリラックスさせる

全身どの筋肉も力を入れれば硬くなり、力を抜けば柔らかくなります。オマタもまさにそうです。オマタをリラックスさせて弾力性を探求しましょう。

① 座面が硬めのイスに座ります。
② 両肘を両腿の上に預け上体を倒します。
③ このとき、背筋はピンと伸ばします。
④ この姿勢を20〜40秒保ちます。

78ページから詳細を解説

はじめに

『オマタストレッチ！』という、このちょっと手にしづらそうなタイトルの本を手にしていただき、ありがとうございます。
はじめまして。健康運動指導士の副島理子です。

突然ですが質問です。
オマタって、どこのことでしょうか。
そうです、オマタは私たちの胴体の底にある筋肉です。
骨盤の底にあります。

では、２つ目の質問です。
オマタは何をするところでしょうか。
私たちは、オマタからいろんなものを出します。

尿を出す、便を出す、おならを出す、経血を出すなど。
いろんなものを排泄しています。
そして、オマタからは赤ちゃんも出てきます。

では最後、3つ目の質問です。
あなたは、どのくらいオマタを意識していますか。

誰もが毎日、しかも一生涯、オマタを使っていきます。
でも、あまりオマタを意識することはないかもしれません。

オマタに対する意識が低いと、トラブルが出てきます。
たとえば、姿勢が悪くなったり、ぽっこりお腹になったり……。
女性は尿もれ、経血もれ、おならもれなどなど……。
なんかちょっとイヤですね。

でも、オマタを感じ、ほんのちょっと意識をする。

それだけで、うれしいことがたくさん起きてきます。

ウエストが引き締まったり、姿勢がよくなったり、はたまたしなやかボディさえ獲得できます。


オマタを感じることは、とてもとても大切です。

1日5分のオマタストレッチで健康と輝きを手にしてください。

著者

目次

LESSON 1
オマタを意識していますか

オマタを感じることで輝きが増していく

「オマタを締めるってどういうこと?」
「オマタって動くの?」

もし、こんな疑問を感じたとしたら……。
あなたはオマタを感じにくくなっているかもしれません。
オマタを意識することとは、オマタを感じ、動かしたり、締めたりできることです。
オマタを意識できるようになると、ウエストが引き締ります。
また、姿勢が良くなったり、しなやかボディを獲得できます。
オマタには天然コルセットへのスイッチの役割があるからです。
天然コルセットとは、体幹部にある腹筋です。
腹筋のなかでも一番奥にあって、コルセットのような筋肉。

ほんのちょっとオマタを意識することで、コルセットにスイッチが入るわけです。
その結果、体幹が安定します。

オマタを意識するためには、まずオマタを感じることが大切です。

そもそも私たちの脳には、全身の感覚を受け取る場所があります。
「刺激を感じているよ」と受けるところです。
脳に全身の地図のようなものがあると思ってもらっても良いかもしれません。
よく感じるところは、この地図の範囲も大きいのです。
たとえば、よく感じる唇や人差し指は地図の範囲が大きくなっています。
世界地図で言うなら、唇は中国大陸、人差し指はアフリカ大陸のイメージです。

これに対して、オマタはどうでしょうか。
実は、オマタの地図の範囲はそもそもとても小さいのです。
たとえるなら、バリ島くらいでしょうか。

ちょっと小さ過ぎかもしれませんが……。
オマタの機能が弱くなって感じにくくなると、地図の輝きが減っていきます。
感覚を受け取る全身の地図は、感じやすいところは範囲が広く、強く光り輝く。
感じにくいところは範囲が狭く光りが弱い。そうイメージしてください。

オマタを感じてますか?

感じにくくなっているということは、そこの光が弱くなっているということです。
脳内地図のオマタ部分を光り輝かせるためには、どうすれば良いでしょうか。
それは、適度な感覚の刺激を入れてあげることです。
脳の中は触れられませんから、外からオマタに刺激を入れてあげるのです。
服の上からで良いので、オマタを手で触ってみましょう。

私たちの皮膚や筋肉や腱などには、感覚を受け取るセンサーがあります。触ると皮膚を通して適度な感覚が刺激として外から入ってきます。こうした刺激が脳に届くと、脳内地図のオマタ部分がピカッと光るわけです。このとき、脳は「ここがオマタかぁ」と認識するのです。

そして、脳とオマタのやりとりが始まります。

「ほらほら。なに休んでいるの？　ちゃんと動きなさい」

脳がオマタに命令します（笑）

オマタは「あら、いけない。バレた」と反応して勝手に軽く締まります。

オマタが反応したところで、さらに脳から指令を出して、筋肉を動かしたいですね。

でも、その前に、オマタの筋肉を簡単に説明しましょう。

オマタの筋肉の正式名称は「骨盤底筋群」と言います。

その名のごとく、骨盤の底にある筋肉たちです。

だから体重が
増えると
重くて大変

ハンモックみたいに
支えているよ

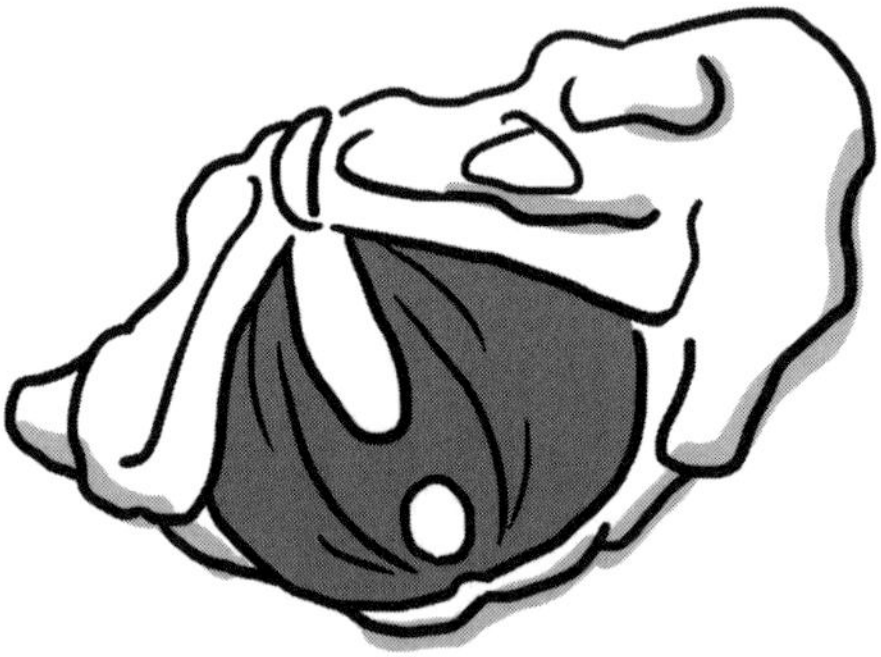

でも……
それでも……
頑張って支えてるよ

「筋群」というだけあって、１枚ものの筋肉ではないのです。
いくつもの筋肉と膜が重なり合っています。

骨盤の中には大切な臓器がたくさん入っていて、それを支えています。
よく「ハンモックのように支えている」と言われます。
骨盤の底がオマタになるので、この底の部分がしっかりしていないといけません。
そうでないと、バケツの底が抜けてしまうように中身が落ちてしまいます。
オマタは筋肉や膜が幾層にも重なり合っています。
そして、それぞれが役割を持って協力し合っているのです。
内臓の重さを支え、絶妙に緩めたり締めたり。
毎日、そして一生使い続ける筋肉たちです。
なんだか健気ではありませんか。
オマタの理解を深めると、その大切さが身に染みます。

脳から指令♪
オマタの筋肉を動かしましょう！

オマタの筋肉を少し理解できましたね。
それでは、ＳＴＥＰ１の復習です。
オマタを「前」「後ろ」「真ん中」と分けて動かしてみましょう。
「え？　そんなことできるの？」と思うかもしれませんが、できます♪
と言っても単独で動くのではありません。
前を動かしたら後ろも動きますし、後ろを動かしたら前も動きます。
「どこに最初に意識を持つか」ととらえてください。
どこから意識しても、追って全体が動きます。

どこに意識を持つと動かしやすいかは個人個人で違います。

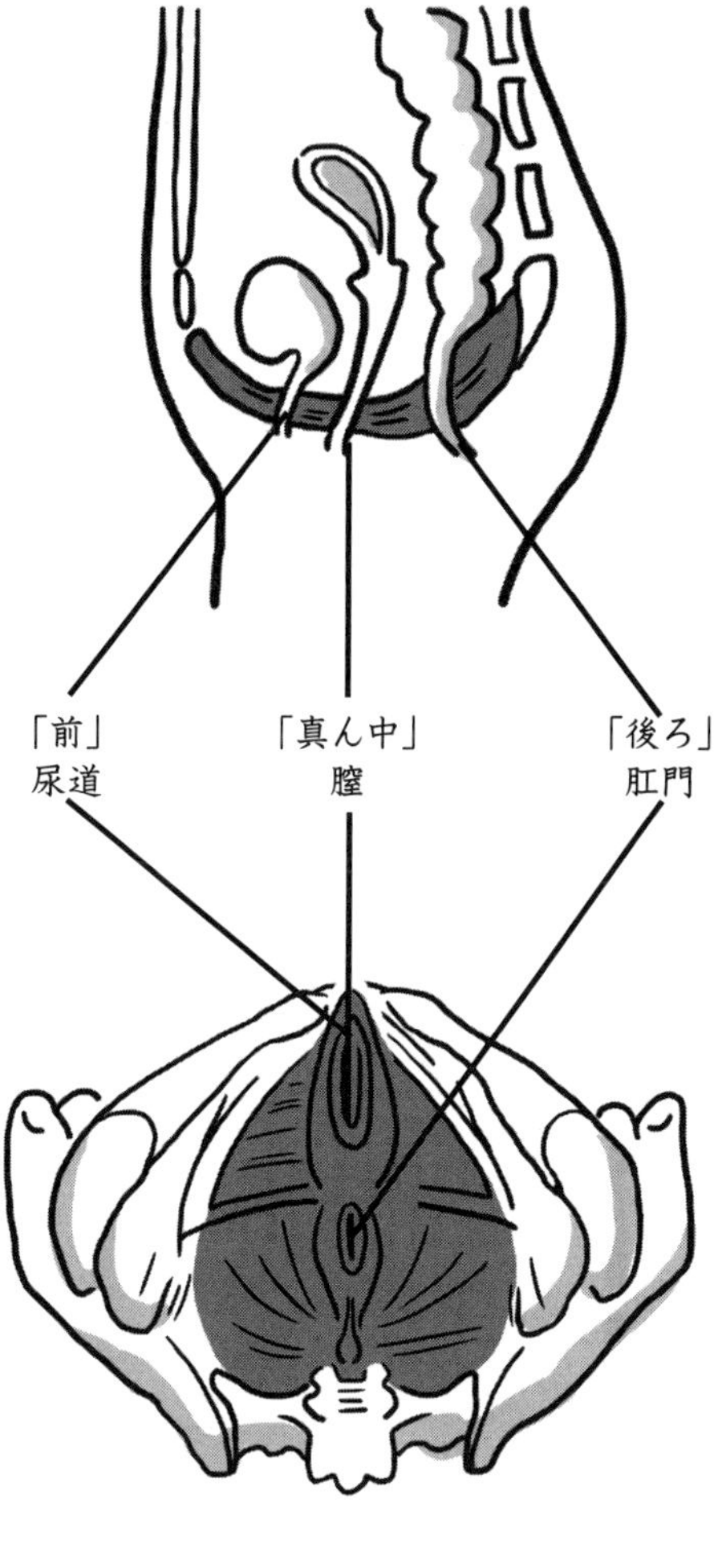
「前」
尿道
「真ん中」
膣
「後ろ」
肛門

「私はどこが得意かな？」と探し当てるくらいに気楽な気持ちで始めてみてください。
女性にはオマタの「前」「後ろ」「真ん中」に穴があります。
「それぞれを動かそう」というイメージで試してみてください。

●「前」の穴を動かす

前には、何の穴がありますか。
そう、尿が出る穴ですね。ココを動かしてみましょう。
「動かしてみましょう」と言っても、どう動かせば良いかわからないですね（笑）
検尿の経験は誰もがあると思います。
紙コップをもらって、トイレで尿を取ります。
まだ出るけれど……。
まさか溢れるまでは入れないですよね。
途中で止める感じ。
この経験はあるのではないでしょうか。
この感じです、途中で止める感じ。

それを今、やってみてください。

などとお話しすると、トイレで尿を出しながら止める練習をする方もいます。

そうではありません。

尿を出していないときに、感覚だけを思い出してやるのです。

どうでしょうか、できましたか。

ちなみに、実際に尿を出しているときに止める練習はしないでくださいね。

なぜかというと、神経系に不具合が出てしまいます。

その結果、尿が出にくくなって尿道炎や膀胱炎になったりする可能性があります。

お気をつけくださいね。

●「後ろ」の穴を動かす

では、次は「後ろ」です。肛門がありますね。

ココを動かしてみましょう。肛門はわりと動かしやすいと思います。

肛門を動かすと前のほうも全体的に動きませんか。

●「真ん中」の穴を動かす

最後に、「真ん中」です。ここには膣があります。
赤ちゃんが出てくるところを動かしてみましょう。
どうやったら動くでしょうか。
ティッシュを引き上げるような感じ?
ヒューっと真空状態にするような感じ?
探ってみてくださいね。

こうして自分の体を内側から探求していきましょう。
この探っているときというのは、脳が活性化しています。
脳細胞から手のようなシナプスが出て、伸びて伸びて、伸びます。
そして、他のシナプスと手をつなぎ、ネットワークを広げていくのです。
シナプス同士が手をつなぐときには、神経伝達物質がドワッと出ます。
それは電気信号ですから脳内はピカッと光っている状態です。

こうやってオマタの地図は輝きを取り戻していきます。

さて、「前」「後ろ」「真ん中」、どこが一番動かしやすかったですか。最初はひとつでも構いません。動かしやすかったところで練習していきましょう。ゆくゆくは「真ん中」を動かす意識ができたら良いと思います。意識するだけで、だんだん姿勢も良くなってきていませんか。

レベルアップ♪ オマタの筋肉を締めましょう！

オマタを動かせるようになったら、今度はオマタを締めてみましょう。
STEP2の復習です。

「動かす」と「締める」は微妙に違うかもしれません。
これも探ってみてください。
オマタを動かそうとすると、2方向あると気づかれると思います。

・引き上げる方向
・押し下げる方向

両方ありますね。
どちらの動きが強調されていますか。

オマタを締めるということは、オマタを体の中心に引き上げることです。
ここを区別しましょう。
そしてときどき、何気ない日常のなかで気にかけてみてください。
「今、私のオマタはどっちの方向に力がかかっている?」などと……。

姿勢が悪く、お腹がポッコリしているときは、オマタはどんな感じ?
オマタは押し下がっているかもしれません。
逆に良い姿勢で背筋がス〜っとしているときは、オマタはどんな感じ?
オマタは引き上がっているかもしれません。

押し下げる方向に力がかかっていたら、引き上げましょう。修正をかけてください。
そしたら姿勢も良くなってお腹もスッキリします。

そして、ゆっくり深呼吸しながらオマタを感じてみてください。
息を吐くときは、オマタは締まって引き上がります。
息を吸うときは、オマタはリラックスして下がります。
もしかしたら呼吸の際、「オマタが逆に動いている」と気づくかもしれません。
気づいたら、意識して修正をかけてください。
意識して修正をかけると無意識でできるようになります。

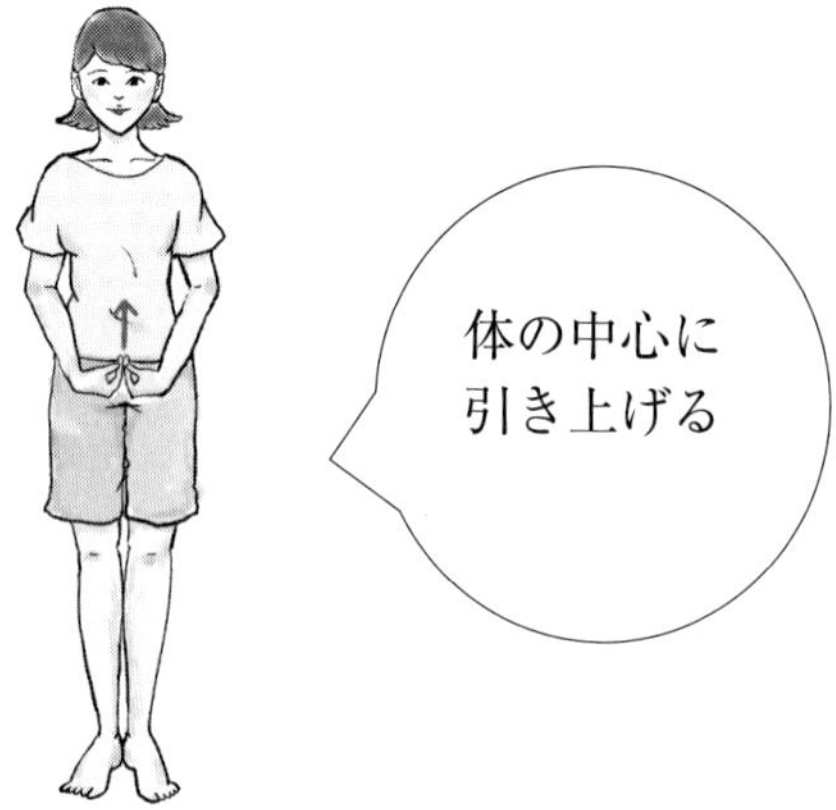
体の中心に
引き上げる

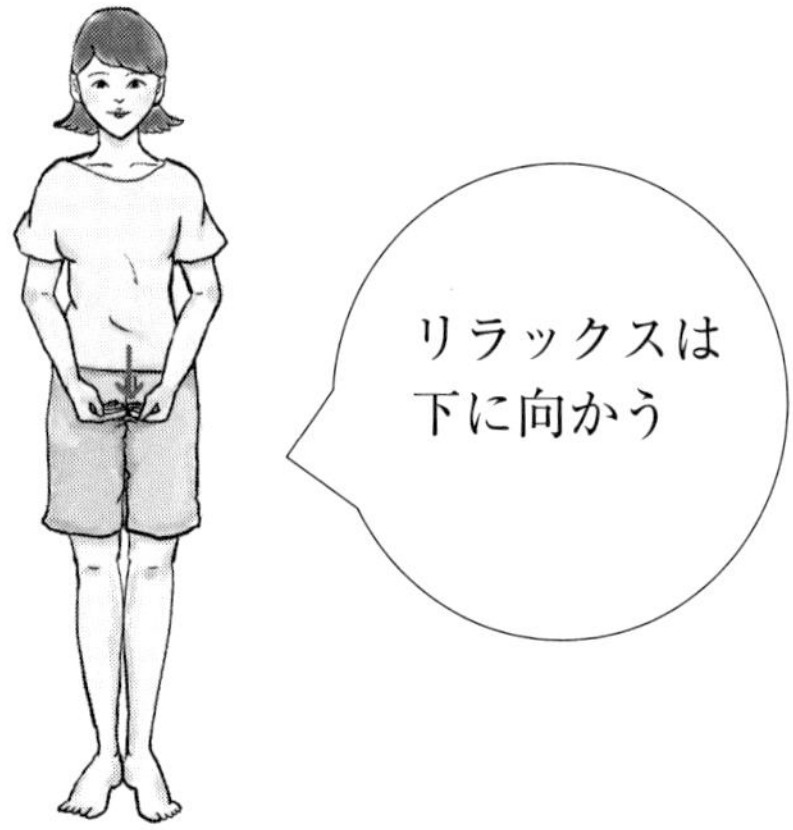
リラックスは
下に向かう

オマタの動きを手で表現してみますね。
イメージしながら行いましょう。

LESSON 2
小股の切れ上がったいい女

なぜ、昔の女性の所作は美しかったの？

小股が切れ上がったいい女。
こんな言葉を聞いたことはありませんか。
小股が切れ上がったいい女とは、実際どんな感じなのでしょうか。
辞書で調べてみると「きりりとして小粋な女性の形容」とありました。
小股は「股の部分。また、股に関するちょっとした動作のこと」とあります。
こう聞くと、所作の美しい着物姿の女性を私は思い浮かべてしまいます。

『昔の女性はできていた』（宝島社）という本があります。
津田塾大学の三砂ちづる先生が書かれている本です。
私は、この本を読んで衝撃を受けました。
「だから昔の女性の所作は美しかったのかぁ」と思ったのです。

何に衝撃を受けたかというと……。
昔の女性は、オマタをちゃんと使っていたという事実です。
「経血を自分でモレないように意識し、トイレで排泄していた」というのです。
私は「経血はナプキンに勝手に出るもの」と思っていました。
「トイレで排泄する」という意識を持っていなかったのです。

では、「昔の女性」とは、いつの時代のことだと思いますか。
普段着が着物だった時代の話です。
その頃は、西洋のショーツなど入ってきていない時代です。
着物の下は腰巻で股には何もあたっておらず、風通しのいいスースー状態。
ただ、月経は毎月あるわけです。

では、どうしていたのでしょう?
自分でモレないように意識して、トイレで出していたというのです。
そして、モレないように意識し続けるために詰め物をしていたようです。

きずきの紙というようなものをくしゃくしゃに柔らかくして丸めるそうです。
それを綿花で巻いて、膣の入口に挟んでいたのです。
それが「挟まっている」という意識を持って、日常生活を過ごしていたのです。
月経のときには、こまめにトイレに行くそうですよ。

衝撃だったのは、ツ～っとあたたかいものがおりてくる感じがあるとのこと。
そのタイミングでトイレに行くと……。
「待っていました」とばかりに経血が出るらしいのです。
そして、その詰め物ごと一緒に経血を出していたのです。

私はそんな体の使い方を知りませんでした。
自分でオマタを意識してもれないようにして日常を過ごす。
要は、オマタが締まっているということです。
だから、昔の女性は体幹が安定して、所作が美しかったのかもしれません。

使わなくなると使えなくなるオマタ

今は便利なものが増えて、こうした体の使い方をしなくてもよくなりました。着物から洋服へと変わるプロセスに、西洋からショーツがやって来ました。詰め物は姿を消していきます。

代わりにショーツとオマタの間にサンドイッチするナプキンができました。私の母の時代にはナプキンはお手製だったそうです。綿花を四角く平たくして、それを畳んでバッグに並べて入れていたようです。これは推測ですが、親切なメーカーがニーズを拾ったのではないでしょうか。「自分でつくるのは大変でしょ」とナプキンをつくり出したのではないでしょうか。

「ナプキンがオマタにある」という安心感は大きかったはずです。次第に、この安心に頼るようになります。

そうなると、自分で意識することがなくなっていきますね。
そしてナプキンは「経血の受け皿」になったのではないでしょうか。
でも、受け皿になると次の心配も生まれます。
ナプキンに身をゆだねるようになるので、経血が溢れるという経験をしたはずです。
そして、「下着を汚すのはイヤだわ」というニーズをメーカーは察します。
今度はナプキンを大きくします。
どんどん大きくなります。
どんどん大きくなって、今では紙おむつ級に大きくなり、紙パンツまであります。
こうなると、もうオマタへの意識など持てません。

「体は使わなくなると、使えなくなる」と理学療法士さんが教えてくれました。
オマタも、まさにそう。
前述したように、使わなくなると脳内地図の光が失われていくのでしょう。
ここをピカ〜っと光り輝かせるためには、

1　感覚刺激を入れる→感じる
2　オマタを締める　→意識する
3　オマタを緩める　→リラックスする

この流れが、とても大切です。

オマタへの意識を持つためのトレーニングツールもあります。
ＬＰＮ㈱の「ストレッチポールひめトレ®」（以下「ひめトレ®」）。
空飛ぶガーゼ社の「ひめナプ®」です。
「ひめトレ®」は感覚刺激を入れる棒状のポールです。
椅子の上に置いて乗るだけで感覚が入り締まります。
「ひめナプ®」は昔の女性がやっていた挟むナプキンの再現です。
オマタに唇のようなのがありますよね。そこに挟むナプキンなのです。
こういったものを使ってトレーニングするのも方法です。

違いがわかる女性は締め加減を知っている

オマタを意識するといっても、ギュッと締めるわけではありません。
その「締め加減」を探求してみましょう。
オマタストレッチのSTEP3の復習です。
「締める」は体の中心に引き上げることでした。
STEP2の「オマタを引き上げる」を思い出して締めてみましょう。

では、100%締めてみましょう。
どうでしょうか。
どこまで力が入りましたか。

100%締めさせておいてなんですが、ここでは100%は求めていません。

でも、「１００％がこれくらい」と知ることが大切です。
では、次に半分くらい力を落として、50％くらいで締めてみましょう。
先程よりも軽く締めている感じです。
では、もうちょっと力を入れて70％なら、どうでしょうか。
では、30％。
では、０％。
と言っても、ホントに０％ではありません。
なぜなら、ホントに０％だったら尿も便も出てしまうからです。
０％と思って力を抜いても20％くらいの力を出しています。
その力でもれないようにしているのです。
ただし、この状態を０％と思ってモノサシにしてください。
１００％と０％がわかると、それが基準になりますよね。
オマタストレッチでは、30～50％くらいの力加減が理想です。
あまり頑張りすぎると全身に力が入ってしまって、それでは動けません。

ですから、軽めで良いのです。
そう思うと、オマタをグッと締めるわけではないですね。
軽く意識する程度だということがイメージできると思います。
昔の女性もこれくらいの力加減だったのだと思います。

オマタストレッチはこの力加減でやってみてください。
日常もこれくらいの力加減でオマタを意識してみると背筋も伸びます。
小股の切れ上がったいい女の所作に知らず知らずになっていきますよー。

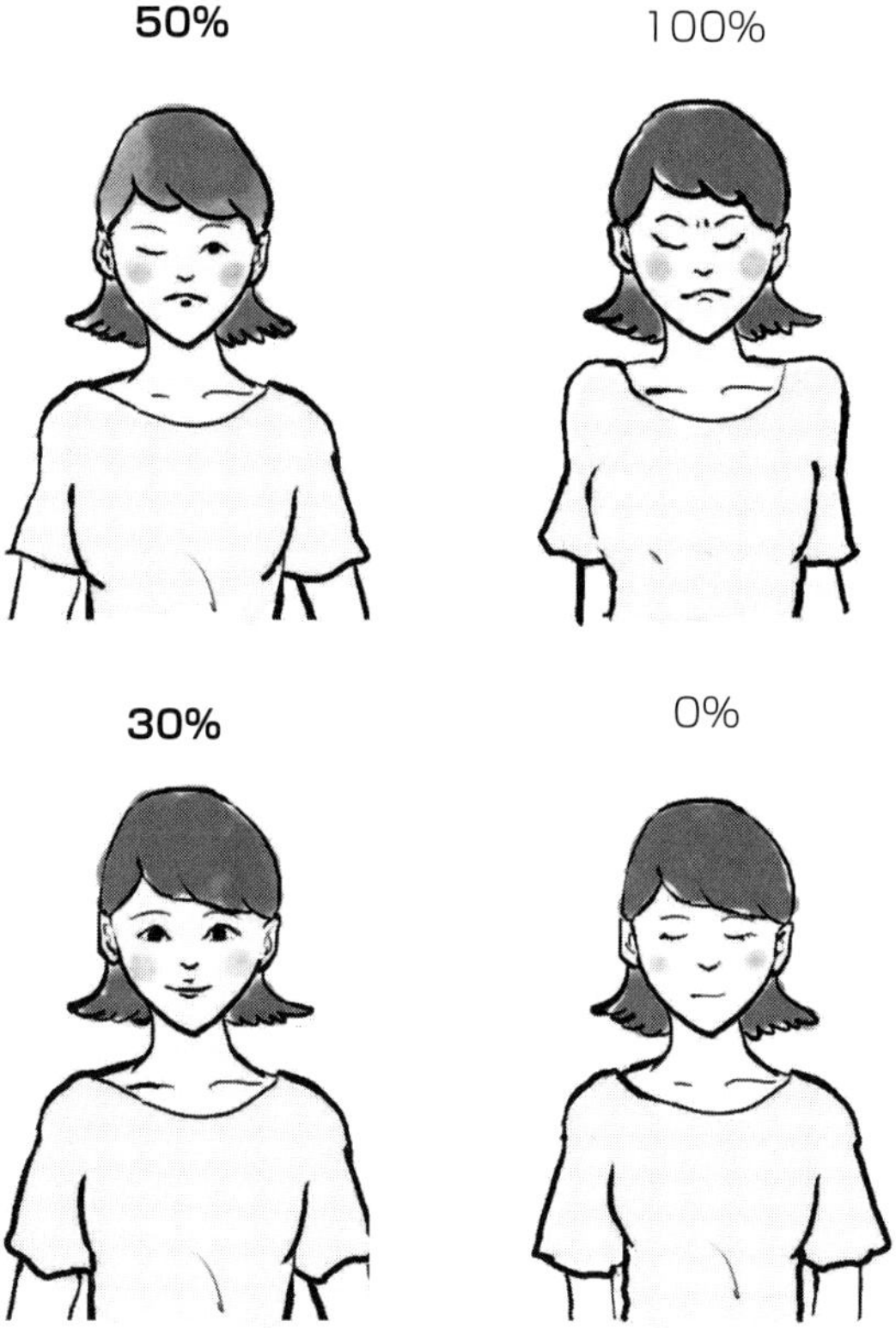
50%
100%
30%
0%

LESSON3
トイレの習慣を
見直してみましょう

オマタに負担をかけない3つのポイント

「実はトイレの変化がオマタの使い方にも影響を与えているのでは?」

と私は思っています。

いつの間にか洋式トイレが主流になりましたね。

私が子どもの頃は、和式トイレが主流でした。

和式トイレと洋式トイレとでは、排尿の仕方も変わったと思いませんか。


最近、排尿時間が短い女性が多いという話を聞きます。

洋式トイレでは無意識のうちに勢いよく排尿をしていませんか。

でも、この勢いのまま和式トイレで排尿するとどうでしょう。

飛び散ってしまいます。

おそらく和式トイレでは、尿の出力を調整していたのだと思います。

洋式トイレは受け皿が大きいので飛び散らないぶん、勢いがつくのかもしれません。

排尿の仕組みを簡単に解説しましょう。

「オシッコをしたい」とトイレに行きます。

まず脳が「ここでオシッコをしていいのか」をジャッジします。

そして「大丈夫」と許可がおりると、脳が「GO♪」と命令を出します。

命令を受けて、膀胱が収縮してポンプのように尿を押し出します。

重力の関係もあり、尿はツーッと尿道をおりてきます。

そして、もれないように締めてくれていた筋肉が脱力をすることで尿が出るのです。

膀胱は脳の命令どおり収縮してくれます。

ですから、必要以上に腹圧をかけて尿を出す必要はありません。

女性は尿を出すとき、「ホエ〜っ」と脱力して出すようにします。

できるだけ、オマタに余計な負担をかけたくないのです。

その理由を、仲良しの助産師さんが、マヨネーズで説明してくれました。

買って来たばかりの新品のマヨネーズ。
パンパンのところが、私たちの胴体です。
逆さまにして、赤いキャップの部分がオマタの筋肉だと思ってくださいね。
胴体のところを両手で持ってつぶすと、中身のマヨネーズは下に向かいます。
赤いキャップがしっかりと締まっていれば中身は出ませんよね。
でも中途半端な締まり具合だったりすると中身が出てしまいます。
これと同じようなことが、私たちの体にも起こるわけです。
これを、私たちの体に当てはめてみましょう。
マヨネーズの胴体を両手でつぶす動作は次のようになります。

1　お腹の圧を使って勢いよく排尿する
2　締め付けるキツイ下着をつける
3　呼吸法でおなか周りを絞るような動作

中身のマヨネーズは、私たちの体でいうと内臓です。

赤いキャップはオマタの筋肉でした。
1〜3のようなことが起こると、オマタの筋肉には負荷がかかります。
オマタの筋肉が弱ければ、穴から中身が出てしまうのです。
中身とは内臓のことですから想像するとコワイですよね……。
骨盤臓器脱といわれる「子宮脱」などを聞いたことがあるかもしれません。
オマタに負担をかけないためのポイントは次の3点です。

・女性は「ホエ〜っ」と脱力して排尿する
・キツ過ぎる下着はなるべく避ける
・呼吸法をするときはオマタの筋肉を締めて行う

女性はホエ～っと男性は勢いよく！

女性は「ホエ～っ」と脱力して排尿とお伝えしました。
男性はどうでしょうか。
昔の家では、立ったまま排尿する便器がありましたね。
それと、和式トイレのワンセットが一般的だったように思います。
「小便用」「大便用」などと言い、使い分けていた記憶があります。

ところが最近は、ほとんどのご家庭が洋式トイレだけになっています。
両方できる合体型ですね。
最近では、洋式トイレで座って排尿する男性も増えているようです。
理由は、一緒に住んでいる女性から要望されるからだそうです。
「オシッコが飛び散って汚れるから座ってして！」と。

私としては、男性は立って勢いよく排尿してほしいと考えています。
なぜなら、使わなくなると使えなくなってしまうからです。
「何が？」と言うと、球海綿体筋というオマタの筋肉が使えなくなるのです。
この筋肉は、オマタの筋肉のなかでも表面にあります。
男性の場合、尿道の根元を外側から覆っています。
尿を出し切るときや射精のときに使う筋肉です。
違う言い方をしますと、勢いよくピュ～ッと出すときに使う筋肉になります。

男性は尿道が長いです。
ですから、ここが弱くなると尿道に残った尿を出し切ることができなくなります。
少し時間が経ってからパンツを濡らす粗相につながる可能性があるのです。
これを「排尿後尿滴下」と言います。
今、この排尿後尿滴下に悩む方がとても多くなっているそうです。
テレビで男性用尿もれパッドの宣伝を見たことがあると思います。
宣伝があるくらい悩む人が多いということです。

この原因は、立って排尿していないからだと私は考えています。
繰り返しですが、使わなくなると使えなくなります。
ですから、立って排尿してもらいましょう。
飛び散るのが気になる場合には、拭き方を教えてあげてください。
拭いてそのままトイレに流せる便利なお掃除グッズもあります。

座って排尿することで、球海綿体筋が弱くなります。
そうなると、尿道に残った尿を押し出す力が弱くなります。
排尿のたびにパンツが汚れると……、洗うのは誰？
ご自分で洗ってくれるなら良いかもしれませんが(苦笑)。
そうではない場合は、ぜひ立って排尿してもらってください。
そして「飛び散ったら自分で掃除！」を習慣にしてもらいましょう。

これは日本のためでもあります。
なぜなら、家庭内で子どもたちがマネをするからです。

男性が洋式トイレで座って排尿すると、子どもたちもそれに習うのです。
男の子が、です。
これから子どもをつくっていくであろう男の子たちが、です。

日本には少子化という大きな課題があります。
家のトイレ習慣で球海綿体筋を使わなくなってしまうとどうでしょうか。
この筋肉は、射精で使うと前述しました。
使わなくなると使えなくなる。
体には、そういう反応があるのです。
ですから、私は「男性は立ってオシッコしてね」と声を大にして言い続けています。
女性と男性では、排尿のベターな力加減は真逆なのです。
女性は脱力してホエ〜っと、男性は勢いよく！
これが大切です。

オマタスを締める
スピード加減

出すほうの力加減についてお伝えしました。
では、今度は締めるスピードも探ってみましょう。
オマタストレッチのSTEP4、スピード加減です。

STEP3の「締め加減」30～50%の力で締めますよ。
速く締める、長く締めるということを、順を追ってやってみます。
読みながら実際に探求してみてくださいね。

●速く締める

まずは、数を数えながら10回締めてみます。
1、2、3、4、5、6、7、8、9、10。

どうですか、10回締められましたか。

●長く締める

では今度は、10秒間締め続けます。
イーチ、ニー、サーン、シー、ゴー、ローク、シーチ、ハーチ、キュー、ジュウ。
締め続けられましたか。
途中でわからなくなってしまった場合は、またそこから意識し直してくださいね。

●複合技

最後は複合技です。
10回締めて、最後の10回目で10秒間締め続けます。
1、2、3、4、5、6、7、8、9、10、
イーチ、ニー、サーン、シー、ゴー、ローク、シーチ、ハーチ、キュー、ジュウ。
どうでしたか。
オマタの筋肉は「速く締める」「長く締める」の両方の力が必要です。

くしゃみのときなどの尿もれは不意にやってきます。

くしゃみが出そうになったら速く締めてくしゃみを待ちます。

そして、内臓の重さをずっと支えている持久力も必要です。

長く締めるトレーニングも大切なのです。

●瞬間で締める

では、今度はもう少し速く締めることを探求してみましょう。

イーチと悠長に締めるのではなく、イチのイと思った瞬間、瞬時に締めるのです。

「モレそう！」と思った瞬間にヒュッと締められなければいけません。

瞬間に締める練習が必要なのです。


では、チャレンジしてみましょう。

イチ、**ニ**、**サ**ン、**シ**、**ゴ**、**ロ**ク、**シ**チ、**ハ**チ、**キ**ュ、**ジ**ュ。

瞬間に締める練習は、尿もれに効果があると助産師さんが教えてくれました。

「速く締める」練習のときには、なるべく早く、ヒュッと締めてみてくださいね。

読者限定！

㊙豪華 無料特典

『人生を輝かせるオマタストレッチ！』
をお読みいただいた読者様にシークレット特典をプレゼント！

今すぐ
アクセス！

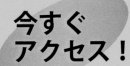

https://www.publabo.co.jp/omatast/

※サイトURLは半角でご入力ください。

【無料プレゼントの入手方法】

（1）ヤフー、グーグルなどの検索エンジンで「パブラボ」と検索

（2）パブラボのホームページを開き、URLの後ろに /omatast と半角で入力

（3）必要事項のご記入のうえ、お申し込みください。

詳しいお問合せは……

パブラボ 読者様サポートまで

メール　info@publabo.co.jp

お電話　03-5298-2280（株式会社パブラボ）

ちょっとの意識とトレーニングが、オマタには必要です。

では、もう少しだけ試してみましょう。

●30秒チャレンジ

私の講師仲間の体操教室のお話です。
シニアマダムが30秒間に何回締められるかを毎回競争しています。
シニアマダムの年齢は80歳前後。
さて、質問です。
30秒間で何回締められると思いますか？

答えは、56回です！
最初は20回くらいだったそうです。
競争回数を重ねるごとに記録を上げて。今では56回になっています。

すごいですね。
さぁ、これを踏まえて30秒間に何回締められるかにチャレンジしてみてください！
もし、シニアマダムに負けているなぁという場合は……。
どうぞコッソリ練習してくださいね。
伝統的な骨盤底筋体操のケーゲル体操もいろいろな姿勢で行われています。
次のようにいろいろな姿勢でやってみると、より効果的です。

仰向けで

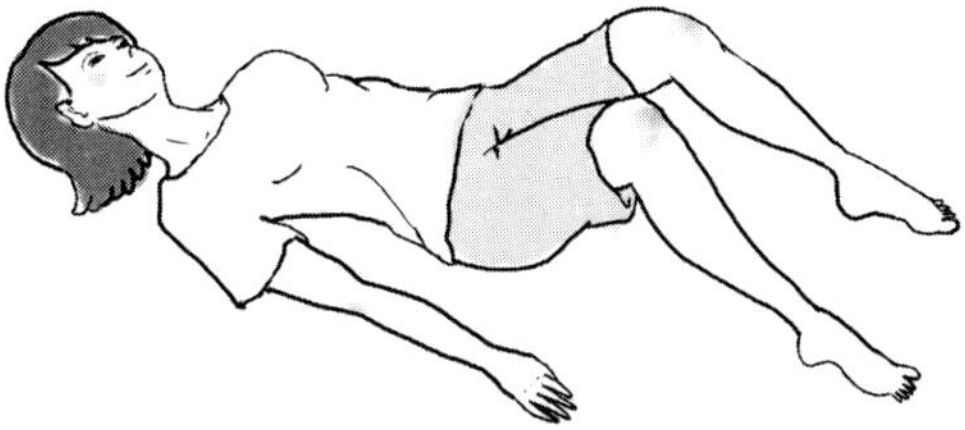

①仰向けになり、足は腰幅に開いて膝を曲げて立てます。
②「速く締める」「長く締める」「瞬間で締める」を行います。

両肘を床に

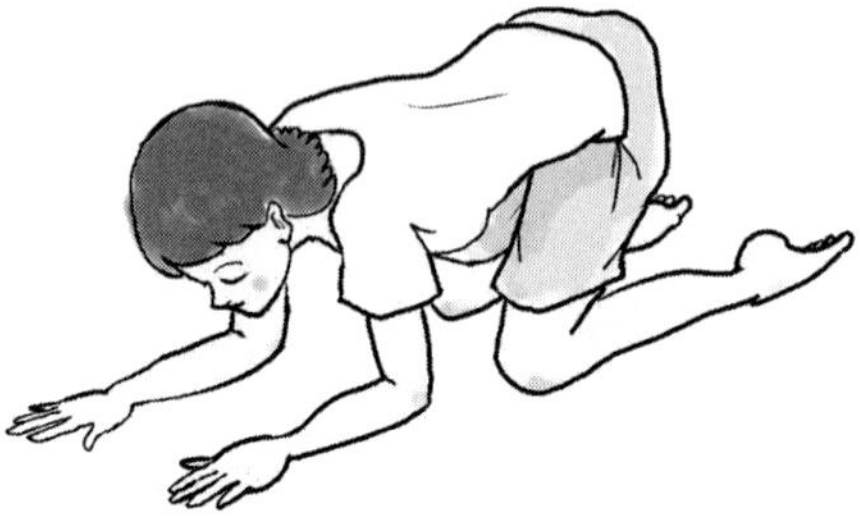

①両ひざを腰幅に、両肘を床につけます。

②「速く締める」「長く締める」「瞬間で締める」を行います。

両手を肩幅に

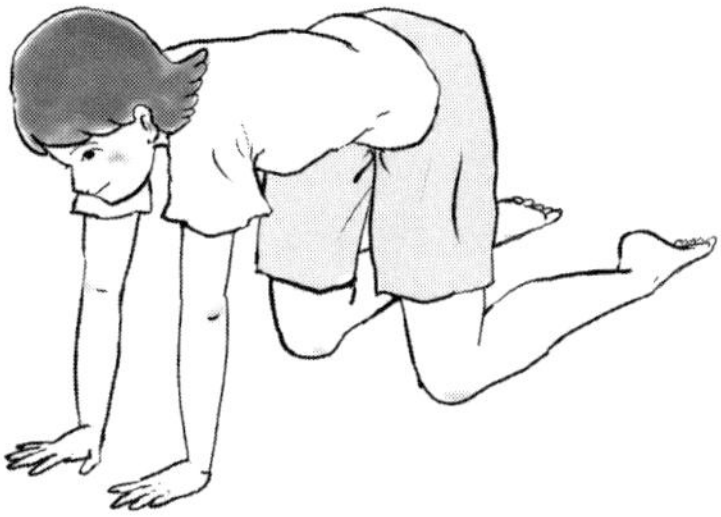

①両ひざを腰幅に、両手を肩幅に開いて、それぞれ床につけます。
②「速く締める」「長く締める」「瞬間で締める」を行います。

テーブルに手をついて

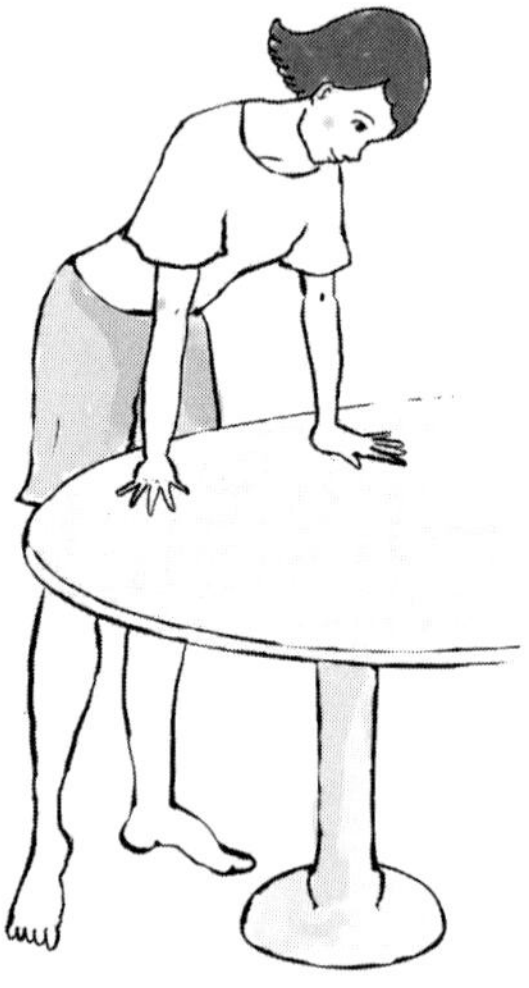

①腰幅に足を広げてテーブルの前に立ち、両手をテーブルにつけます。
②「速く締める」「長く締める」「瞬間で締める」を行います。

LESSON4
目指すのは
しなやかなボディライン

オマタの弾力性がしなやかなボディラインをつくる

アカデミー賞のレッドカーペットに登場する女優さんたちは、しなやかに見えます。
ボディラインも、動きもステキすぎて、ため息でちゃいますよね。
目指したいのは、しなやかな弾力性のあるボディです。
弾力性は、柔らかさと硬さのバランスがとてもいい状態です。
それは竹のようなイメージです。しなるけれど折れない。
ふにゃふにゃでは立てないですし、ガチガチだと折れてしまいます。
柔らかすぎず硬すぎず、つまり過剰でない状態が目指すところです。

全身どの筋肉も弾力性は大切です。
力を入れれば硬くなって締まり、力を抜けば柔らかくなって緩む。
そんな弾力性です。
オマタもまさにそうなんです。

ＳＴＥＰ３でオマタの締め加減を探求しました。
こういう加減を探求することが弾力性につながります。

オマタを１００％締めてみると全身ガチガチになります。
ガチガチでは動けません。
オマタの状態が全身に影響しているのです。
オマタももれないように締めることができ、排泄するときはリラックスもできる。
そんな弾力性が大切ですから、締まればいいと言うわけではないのですね。

尿もれなど、もれのトラブルがある場合は、締めるトレーニングはとても大切です。
ただ、なかには過緊張を起こして、トラブルが出ている方もいるかもしれません。
過緊張とは、読んで字のごとく「緊張し過ぎている状態」のこと。
肩や腰も筋肉が過緊張を起こすと不具合がありますよね。
同じようにオマタの筋肉にも過緊張があるのです。
この状態というのは硬くて弾力性がありません。

そのため、いざというときに力を発揮しづらい状態なのです。
実は、私も過緊張でオマタが硬い派です。
最初にそのことに気づいたのは、婦人科の検診でした。
子宮頸がんの検診で内診台に上がって、いざ内診というときに、

医師「力を抜いてください」
私「抜いていますッ」
医師「力が入っていますよ！　もっと力抜いて！」
私「抜いてますッ！」
医師「抜けていません！！」
私「先生！　マックス抜いてますけどッ！」

先生とのやり取りで、ややヒートアップしてしまいました（苦笑）
このときに「私は硬いんだ」と気づきました。
硬いから力が抜けないのです。

力を抜いているつもりでも抜けていなかったのです。
その検査の痛かったこと……。

理学療法士さんから「骨盤底筋は感情の変化で過緊張する」とお話を聞きました。
それを聞いて、私が感情的になったから、ますます硬くなったんだと気づきました。
この後、通っていた婦人科を女医さんの病院に変えてみました。
そしたら、同じ検査でもぜんぜん痛くない！
安心してリラックスできていたのでしょう、まったく痛くなかったのです。
つまり、感情によって過緊張になるくらいオマタはデリケートな場所なのです。

オママッサージ＆オマタのストレッチ

では、このデリケートなオマタをどうしたらリラックスさせられるのでしょうか。
ここでは「オママッサージ」と「オマタのストレッチ」をご紹介します。

■オママッサージ

直径20センチくらいのエクササイズボールを用意します。
これに空気を半分ぐらい入れます。
椅子の真ん中にエクササイズボールを置いて、その上にオマタを乗せて座ります。
やや不安定になるので、両足はちゃんと床について安定させましょう。
オマタをボールに乗せたまま骨盤を

1 前後

2 左右

3　円を描くように（反対回りも）

という順番で動かし、オマタをマッサージします。
これを1回3～5分くらいを目安にやってみてください。
ボールから降りた後、オマタにホワ～ンと血流を感じるかもしれません。
また全身のリラックス感もあるでしょう。
エクササイズボールがない場合、小さめのクッションを丸めてやってみましょう。
オマタが過緊張の私は、これをやると肩の力も抜ける気がします。

【ここがポイント！】
ボールの空気量でマッサージの強さを調整できます。
お好みでどうぞ♪
骨盤の動きは小さくゆっくり行いましょう。

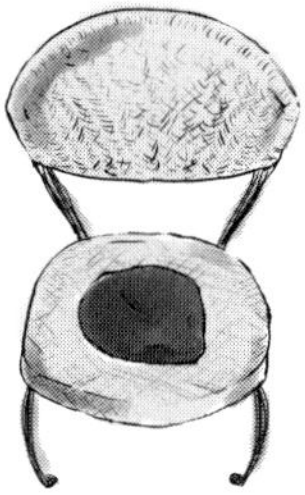

■オマタのストレッチ

1　座面が硬めのイスに座ります。

2　両肘を両ももの上に預け、上体を倒します。

このとき、背筋はピンと伸ばし、丸くならないようにします。

3　20〜40秒くらいこの姿勢を保持します。

この姿勢を保持することでオマタが伸びてリラックスします。

【ここがポイント!】

頭のてっぺんからお尻まで一直線。

背筋だけでなく、腰もまっすぐにして行います。

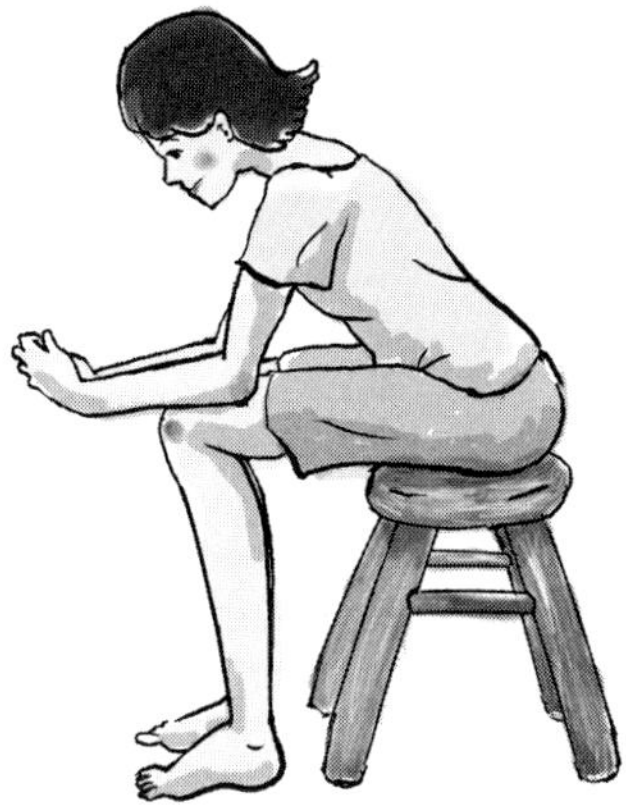

オマタはリラックスも大切。
ステップ4の前に準備体操としてやるのもいいですよ♪

さて、この格好、どこかでしていませんか。
そう、トイレです♪
体は知っているのです。
こういう姿勢を取ると、オマタがリラックスして排泄しやすくなると。
無意識にやっていますが、理にかなっているのです。

「誰が作ったの？」と思いたくなるほどよくできたオマタの筋肉

このオマタのストレッチの格好をすると、オマタの筋肉がリラックスします。
なかでも「恥骨直腸筋」という筋肉がリラックスします。
上のイラストは、骨盤を底から見たものです（上が前、下が後）。

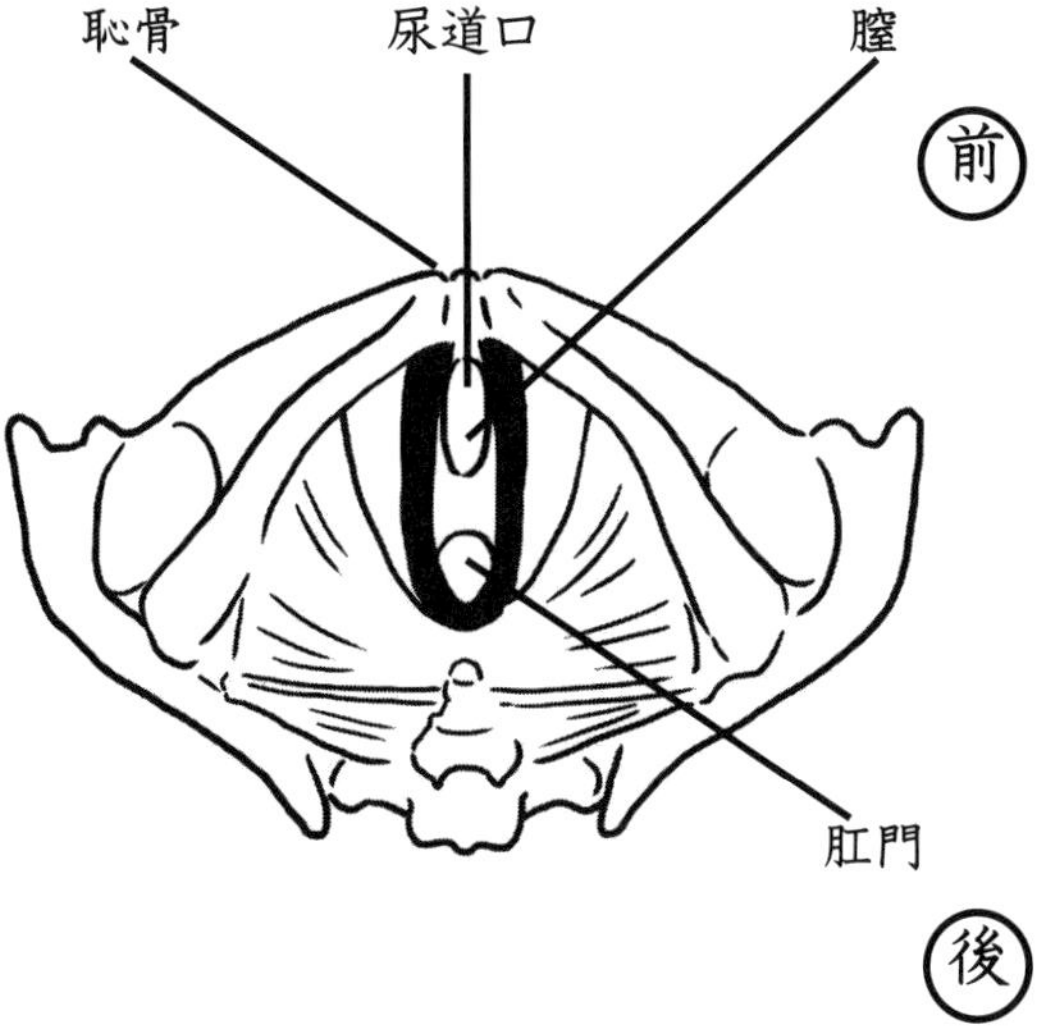
恥骨
尿道口
膣
前
肛門
後

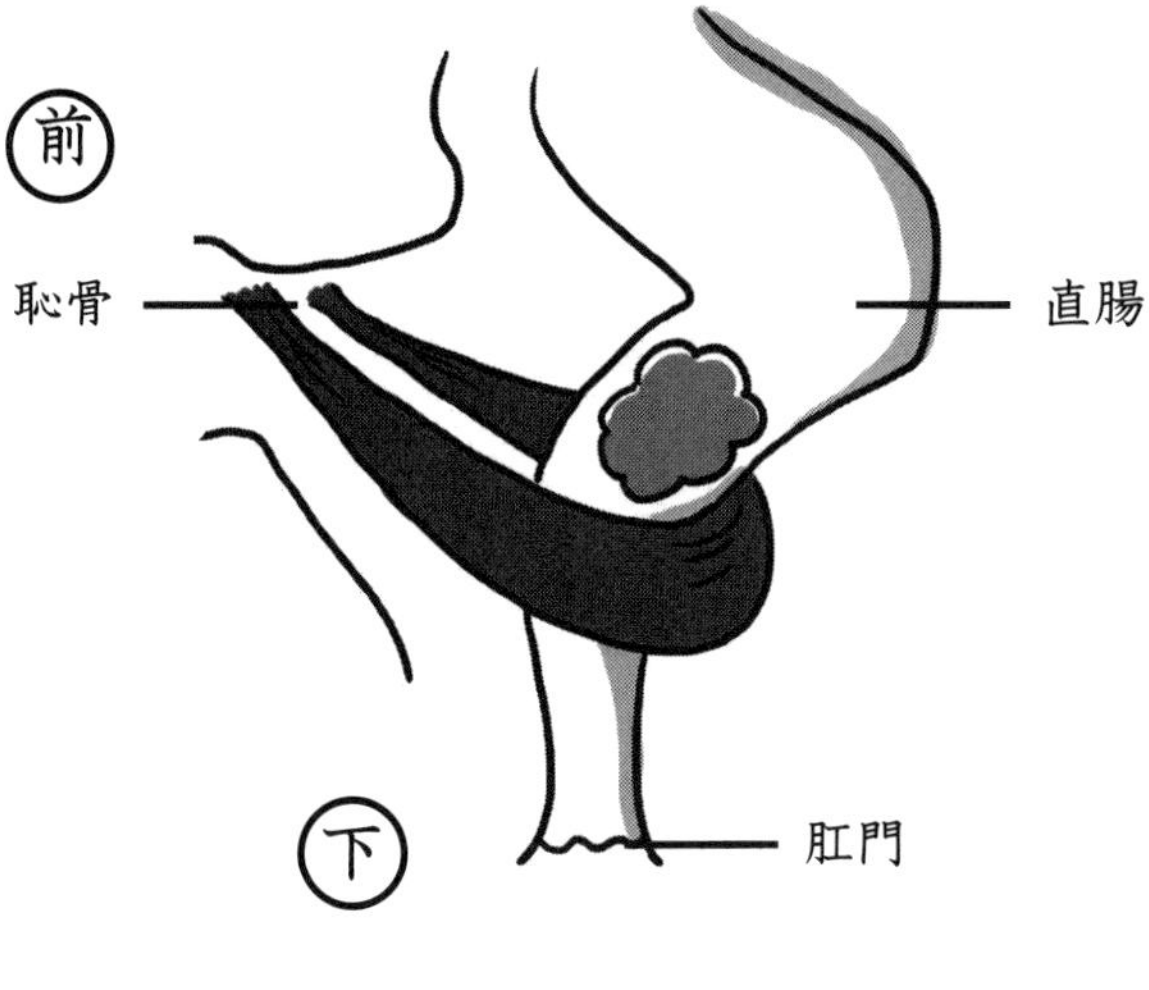
前
恥骨
直腸
下
肛門

この筋肉は恥骨から始まって、U字のカーブのところが肛門側です。
中にある2つの白い穴は、上の穴に尿道口と膣があって下の穴は肛門になります。

前ページの下のイラストは横から見たもの（左が前、下が肛門）です。
U字の中を直腸が通っているのがわかると思います。
この筋肉が締まっているときは、恥骨側に引っ張られます。
U字の中の直腸は水道ホースのようにクキッと「く」の字に曲ります。
それによって、便が落ちてこないようになっています。

恥骨直腸筋がリラックスすると、直腸は「く」の字から開放されます。
直腸はまっすぐになり、便が落ちてくるという仕組みになっています。

よくできていると思いませんか。
いったい誰がこんな筋肉をつくったのでしょう。
ですから、オマタのストレッチのポーズを取ると、ここがリラックスするのです。

排便するときに、このポーズを無意識にしているというのはすごいことです。体は知っているんですね。

上体と足の角度が鋭角なほどリラックスできます。
ですから、和式トイレのスタイルは、そもそも理に適っていたのですね。
「ウンチングスタイル」とはよく言ったものです。
ウンチングスタイルだと排便しやすいのも納得です。
助産師さん曰く、私はこのU字の恥骨直腸筋が頑固オヤジ級に硬いそうです。
それが原因で何年かに一度、信じられない便秘に遭遇します。
すぐそこまで便が降りてきているのに、そこから出ない……。
おそらく、この恥骨直腸筋がリラックスできないんだと思います。
この恥骨直腸筋のすぐ上でせき止められている感じです。
体は出したいのに出ない。
トイレでウンウンと続く「出ない苦しみ」。
何度もいきむので、オマタにも負担がかかります。

そんな私のために開発してくれたのでしょうか（笑）
助産師さんがつくった「ＰＥＬＰＲＯ」という足台があります。
これはオマタに負担をかけないための排便用の足台です。
この足台を使うと、恥骨直腸筋が硬い私でもスムーズに出ます。
前述のように女性はオマタには穴が３つあります。
骨盤の中の内臓が穴から出てくる骨盤内臓脱を防ぎたい。
ですから、オマタに負担のかかるような排泄の仕方は避けたいですね。

和式トイレでのウンチングスタイルは年齢を重ねるとちょっとしんどいですね。
和式トイレの場合はお尻をつけないため、両足で体重を支えないといけません。
洋式トイレで足台を使うと、お尻もついて座っているので姿勢はとても楽です。
体重は足とお尻に分散します。
ですから、膝が痛い方や足首が硬い方にもお勧めです。
何よりオマタの筋肉に負担をかけない排便というのがとても良いのです。
オマタは一生使い続けるところなので、大切にしていきたいものです。

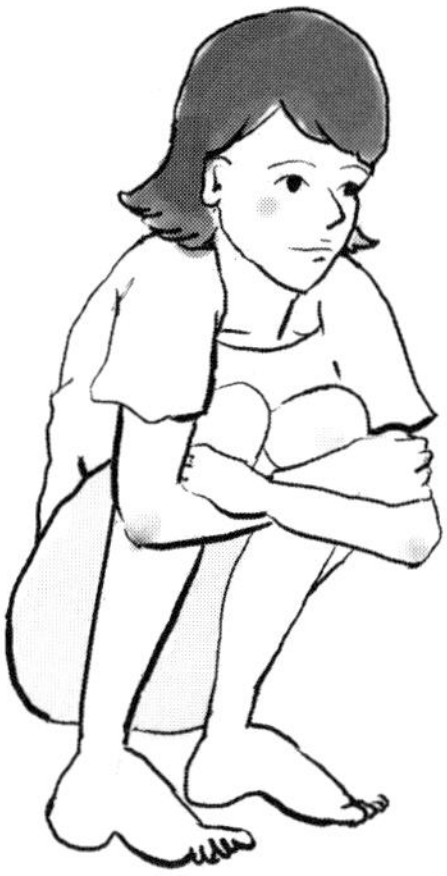

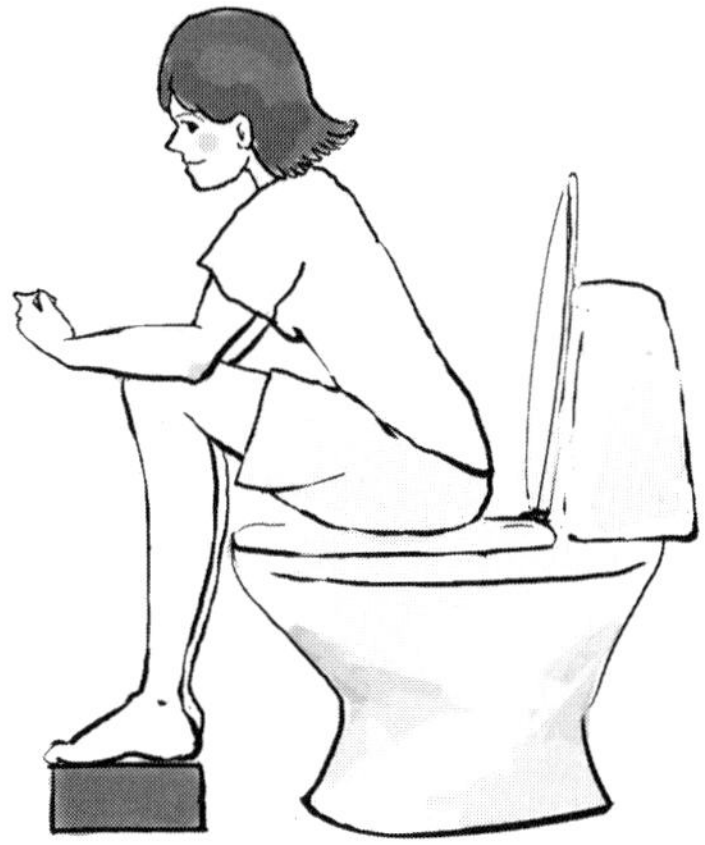

オマタは締まれば良いというわけではありません。
締めることもできれば、リラックスもできる弾力性も大切。
オマタのしなやかさは、体のしなやかさに直結します。
ですから、トイレ習慣など日常生活のなかから探求していきましょう。

私のように「オマタが硬いかも？」と思った場合には……。
オマタマッサージとオマタのストレッチを行ってみてください。
リラックスすると、オマタを締めることもスムーズに行えるようになります。
しなやかなボディラインには、オマタの弾力性が必須。
レッドカーペットの女優さんのしなやかなボディに過緊張はありません。

LESSON5
オマタの秘めたる力

私達はそもそも自力で産める能力を持っている

オマタには、私たちの想像を超える素晴らしい力が備わっています。
前述の三砂ちづる先生の本には、興味深い話が紹介されています。
三砂先生は母子・女性保健の研究者です。
日本国内はもちろん、世界各国で研究されています。
先生が日本のとある村の記事を取り上げていました。
その村には、身長135センチほどのおばあちゃんがたくさんいたというのです。
身長が低いということは、体が小さいということなので骨盤も小さいでしょう。
「きっとお産は大変だっただろう」と想像しました。
ところが、おばあちゃんたちは口々にこう言ったそうです。

「お産は楽だったよ」

「あんなことなら何人でも産めるよ」

一番少ない方でも5人、最高で13人産んだ方もいるというのです。

しかも、この年代の方々は産気づいたらお湯をわかし、布とハサミを用意。

四つんばいや座位の姿勢を自然に取って、自分で産んでいたというのです。

自分で産んでいた――。

ちょっと驚いてしまう話ですね。

でも、そもそも私たちは動物です。

自力で赤ちゃんを産める能力を持っているのです。

たしかに現在80歳の私の母は、お産婆さんのもと、自宅で産まれたと聞いています。

80年前は自宅出産の時代だったのです。

それから時が流れて、現代では病院出産が主流になりました。

それは、昭和30年代くらいからのようです。

医療や科学の進化は命を守ることに絶大な恩恵をもたらしてくれたと言えます。
ただその一方で、私たちはそこに頼り過ぎているのかもしれません。
私は、自力で赤ちゃんを産むことができるなんて知りませんでした。
おそらく現代では、そうした力を使えなくなってしまっているようにも思います。
三砂先生の本には、こうも書いてありました。

「山道を歩く。
正座して暮らす。
トイレにしゃがむ。
風呂掃除をする。
しゃがんで洗濯をする。
という昔ながらの山の暮らしが
お産を楽にできる体づくりになっていたのだろう」

こうした動作こそ、まさにオマタの弾力性につながる動きです。

オマタを締めること、オマタをリラックスさせること。
この両方が、さまざまな姿勢で行われています。

私たちはこの動作を運動のなかで行いますが、かつては日常のなかにあったのです。
そう考えると、そもそも持った力を発揮できるようにしたいですね。
お産に向けた体づくりは大切なのです。
そのうえで、清潔で、安心・安全の医療機関や助産所でお産をするのが良いですね。
妊活中からお産に向けた体づくりができると、お産ももっと楽になるはずです。

お産のご褒美は究極の快

私たちは自力で産める身体能力を持っている。
先人たちはその力をしっかり発揮していた。

同じ人間だと思うと、この事実は私たちの体の可能性に希望を与えてくれます。
そして、さらにさらにです！
自分の体に向き合い、しっかり感じ味わうお産は「究極の快」というのです。
つまり、至高体験、気持ちがいいのです。

「えーっ、お産って気持ちいいの⁉」

私はお産に対してネガティブなイメージを持っていました。

この事実にさらに大きな衝撃を受けました。
ミシェル・オダン著『お産でいちばん大切なことは何か』（メディカ出版）には、
次のような一節があります。
「本当の胎児娩出反射はエクスタシーやオーガズムの状態とよく似ており、
後になってから感情の恍惚状態だったと表現される状態です」

また、私の仲良し助産師さんで研究者もある堀田久美さんは
『胎児娩出感をもった女性の分娩体験』
という論文を書いています。
胎児娩出感というのは、赤ちゃんが出てくるときの感覚のことです。

赤ちゃんが回転しながら出て来ようとする感じ。
赤ちゃんの頭が出始めたときにオマタが引き伸ばされる感じ。
赤ちゃんの胴体がズズズッと出てくる感じ。
これらはほんの一部の例でしょうが……。

赤ちゃんが出てくるときに女性が得る感覚のことを「胎児娩出感」と言います。
このような感覚を五感で得ている女性の多くは、産んだ直後に
「気持ちよかったぁ」
「もうひとり産みたい」
という感情を持つようです。
赤ちゃんが出てくるのを促進するのが、オキシトシンというホルモンです。
オキシトシンは「幸せホルモン」「愛情ホルモン」などとも呼ばれています。
このオキシトシンがたくさん出るわけです。
やはり、それは幸せな体験に違いありません。
私たちは、そもそも動物なので、自力で産める能力を持っています。
そして、そのご褒美に「究極の快」の至高体験があるのでしょう。

オキシトシンでリラックス

オキシトシンは出産時の主要ホルモンです。
出産時にたくさん出ると言われています。
赤ちゃんや胎盤が出るために子宮を収縮させたり、授乳にも関わるホルモン。
また、痛みを柔らげたり、不安を軽減させる効果もあるようです。
そして、オキシトシンは何やら恥ずかしがり屋らしいのです。
明るい光のもとや落ち着かない環境だったりすると出にくいと言われています。
動物的本能が働いて危険を感知し、逆に戦闘態勢のホルモンが出てしまうようです。
ですから出産時は、できればリラックスできる環境がいいのです。
ホルモンの分泌は自分ではコントロールできません。
オキシトシンが出やすい環境を整えることは大切なことでしょう。

また、オキシトシンは出産のとき以外も出ます。

「かわいい」「大好き」「愛しい」という感覚・感情のときに出ると言われています。

他にもペットや赤ちゃん、愛しい人を撫でるときにも出るようです。

タッチは赤ちゃんの頭をなでるようなイメージでやさしくソフトに。

スピードは1秒間に4～5センチが目安です。

この感じで撫でると、撫でている人も撫でられている人もオキシトシンが出ます。

適度に温かい環境でリズミカルに触れられることで分泌されると言われています。


また、性交渉のときにも出ます。

「オキシトシンの分泌なくして勃起や膣の潤滑は起こりえない」

とオダン博士は言います。

男性は射精の瞬間に、女性は子宮頸部の刺激によって分泌が促されます。


ですから、女性だけでなく、男性もオキシトシンは出るのですね。

性交渉も出産もオマタを使います。

そう思うと、オマタの秘めたる力はオキシトシンが支えているのかもしれません。

あるなら出したいオキシトシン

私自身は「そもそも私にオキシトシンがあるのだろうか」とずっと疑っていました。
性格も男っぽいですし、そもそも女性らしさがないと感じていたからです。
ところが、そんな私にもあったのです、オキシトシンが！
それは助産所で、産後ママの骨盤底筋トレーニング教室を開催したときのことです。
産後ママは赤ちゃんを連れてきます。
ですから、今までに会ったことがないほどたくさんの赤ちゃんに毎週会いました。
すると私の体に異変が。
なんと胸が張ってきてしまったのです（笑）
若かりし頃の感覚がよみがえってきたのです。
よく月経前には胸が張っていました。
階段を降りるのも痛くてよく胸をおさえて降りていました。

「昔のように胸が痛いの」と助産婦さんに言いました。
そしたら、助産師さんが「出ちゃったね」と言うのです。
「え？　何が？」と聞いたら、

「オ・キ・シ・ト・シ・ン♡」

衝撃でした（笑）
「えっーーーーーーっ!!　私にもオキシトシンあるの？」
毎週毎週20人近い赤ちゃんに会っていたのです。
どうやら赤ちゃんの独特のあの匂いが影響したようです。
私の嗅覚から脳を刺激して体が反応したのです。
まさに動物的反応、本能です。
しかも、いつもすごく癒され、教室からの帰りの新幹線は爆睡。
なんとも言えないあたたかくて、幸せな気持ちだったのです。
オキシトシンは幸せを感じられるホルモンです。

ですから、あるなら「出さないともったいない」とさえ言えますね。
さらに言えば、オキシトシンは女性らしい体に直結します。
オキシトシンの効果はたくさんあるのですが、

・皮膚や粘膜の血流量が増える
・消化・吸収が良くなる
・エネルギーの貯蔵を効率的に行う

という効果もあるのです。
たしかに母性豊かな方はふっくらとしていて、血色も良くてツヤツヤです。
しなやかさにプラスして、内面からあふれ出る外観というのも目指したいですね。

大切なことは伝えたい

女性には特有のライフイベントがあります。
月経、妊娠、出産、更年期、閉経などなど……。
どのイベントもオマタの筋肉は弱くなりがちです。
「あれ？　尿もれ？」など何かサインに気づくこともあるでしょう。
そしたら、オマタストレッチを思い出してください。

気づいたら、オマタストレッチ。
気づいたら、オマタストレッチ。

そんな習慣をつけていただけたらと思います。
その積み重ねがライフイベントを健やかに通過させてくれるはず。

そして、オマタストレッチを目の前の女の子たちにも伝授してほしいのです。

この知識は本当に大切です。

昔は女性だけのコミュニティがあったそうです。
そこでは女性がこの体を生きていくための知識や知恵を伝授していたのです。
ひな祭りもその1つだったという話を聞きました。
結婚の意味を伝える性教育的な場だったそうです。
ひな壇は結婚の儀で、その調度品や食べ物を使って伝えていたと。
私が興味を持ったのは「ひし餅」。
これは何やらオマタですって！
なるほど、オマタはひし形に見えますし、筋肉や膜は三層構造です（笑）
昔のように、同じ体を持った女性同士で気楽にシェアできる場があるといいですね。

誰もが、自分の体を大切にしたいはず。
そのために、大切なことを大切な人に伝えていきたいですね。

体と向き合うことは主体的に生きることに直結する

さあ、ここまでオマタを意識する方法をお伝えしてきました。
意識するために、さまざまな方法で「感じる力」を上げていただきました。
それは「しっかり自分の体と向き合った」ということです。
自分の体に向き合うことはとても大切です。
この体は自分のものであって誰も変わってくれないのです。
あの世に行くまで、ずっとこの体とつきあうわけです。
そう考えると大切にしたいですよね。
若いときは、こんなことを考えたこともありませんでした。
でも50歳を越えてくると……、
「あれ？　体が硬くなってる？」
「あれ？　膝の動きわるいぞ」

「あれ？　これくらいの階段で息切れしてる」

「あれ？　手元が見えにくい」

確実に年齢を重ねていきます。

イヤでも自分の体に向き合わされます。

でも一生使うこの体。

何もしなければ運動の機能は確実に落ちていきます。

それでも、

「今のこの状態を維持したい」

「少しでも動きやすくしたい」

「少しでも生きやすくしたい」

「長持ちさせたい」

と思うのは自然なことです。

年齢を重ねるたびに、体に向き合う機会は訪れます。

自分の体とちゃんと向き合うことは、主体的に生きることに直結します。

今、自分の体に起こっているその事実をそのまま受け入れて、

「さぁ、ここからどうする？」

「体を大切にするためには何が必要？」

などと考えて行動を修正します。

そして少しでも良い変化があったら、モチベーションも上がりますね。

さらに希望につながると思います。


その希望は自分の体の可能性です。

自分の体をあきらめない。

この体を生きるのは私だけだ。

だから自分の体を自分で大切にしよう。

自分の体に責任を持とう。

そして、自分の人生に責任を持とう。

自分の体に向き合うと、そんな主体性が勝手に定着してきます。

1日5分のオマタストレッチの積み重ねは絶大です。
体幹のトレーニングをしているわけですから。
天然コルセットのスイッチが常に入って、コルセットが体を守ってくれます。
これが定着して物足りなくなったと思ったらレベルアップのサインです。
オマタストレッチは準備体操として行います。
そして、他の体操や筋トレ、エクササイズなどをプラスしてください。
その積み重ねが自分の体を長持ちさせることにつながります。

自分の感じる力を上げていく

自分の体に向き合うためには、オマタを感じることが近道です。

なぜなら、オマタは毎日使うところだからです。

出る瞬間の「今」を感じることができるからです。

それが自分自身の「今」を実感することにもなります。

排尿時にシャ～っと出る感じ。

経血がツゥ～ルンと出てくる感じ。

排便時にスル～っと出てくる感じ。

今まで無意識だったかもしれません。

出る瞬間の「今」を感じているか意識してみましょう。


意識的に体と向き合うことは、自分を大切にすることにつながります。

体と向き合っていると、自分の体の声が聞こえてきます。

その声は案外単純で「快」と「不快」に分けられます。

「心地いいなぁ」という感覚の「快」。

「気持ち悪いなぁ」という感覚の「不快」。

ここに素直に従うことが、自分の体を大切にすることになります。

これは体が感じたことなので、良い、悪いのジャッジは必要ありません。
また、他の人とも比べる必要もありません。
これを丁寧に積み重ねていくと、自分軸を持てるようになります。

私たちは情報社会のなかで、自分の思考を駆使して生きています。
ともすれば自分の体に意識が向かなくなります。
自分を見失ってしまうこともあるでしょう。
でも、自分の体で感じることと思考のバランスは大切。
どちらも両方大切で、どちらかだけでも良くありません。
また、順番もあります。
①感じたことをキャッチする。
②それを元に思考する。
③また体に聞いてみる。
この順番です。

たとえば、
「お腹が空いた」というのは体が今、感じていることです（①）。
そこから、
「何を食べようかな？」と思考します（②）。
そして、
「今日は暑いから、今はさっぱりした酸味のあるものがいいかも」
と体に聞いています。
すると、体が「うん、うん」などと言っている声が聞こえてきます（③）。
今、体が欲するものを食べると、体に染み込むような感じがします。
「美味し〜い♪」などと思わず声が出てしまうくらい快を感じて幸せですね。

ですから答えは、自分の中にあります。
自分の幸せは内側にあるのです。
感じる力を高めていくことで、自分軸が立ちます。
自分の中に自分の幸せを見つけられるようになります。

感じよう、感じようとすることで脳は活性化します。
前述のように、脳細胞からシナプスが伸びます。
伸びて、伸びて、つながろうとします。
つながる瞬間に、ピカッと光り輝くわけです。
ぜひ、オマタストレッチで今この瞬間を感じていただければと思います。
この本があなたの人生をさらに輝かせるきっかけになれたら幸いです。

おわりに

最後までお読みいただき本当にありがとうございます。
本のタイトルが『オマタストレッチ』なだけに……、
この本を手に取っていただくのには勇気がいったのではないかと思います。
手に取り、読んでくださって、心からこのご縁に感謝します。
ありがとうございました。

私は、２０１２年助産師さんとオマタ合宿というのを立ち上げました。
年に１回全国の仲間たちとオマタを深めるために集っています。
私が三砂ちづる先生の本に衝撃を受けたのは前述の通りです。
その三砂先生に講演していただく機会を第二回目に得たのです。

そしてなんと！
三砂先生をお迎えに行くという光栄な役割をいただき、お会いしてすぐに

「先生が本で書かれていた究極の至高体験を私は体験したいんです！」
とドキドキしながら伝えたのを今でも覚えています。
この後の先生のお言葉が、これまた衝撃的で（笑）
ここでは書けません。
全貌は私のオマタ講座をぜひとも聴きに来てくださいませ（笑）。
そして、私の礼状にお返事をいただいたのです。
先生の一筆箋は、宝物として今でも大切にしています。

そのオマタ合宿も今年で7回目。
富士山に見守られ、つい先日終えたところです。
この合宿では、女性だけの空間で大切なことを伝え続けています。
いつもそこに最新の情報を提供してくれ、ともに切磋琢磨している
助産師 堀田久美さん、
理学療法士 花城久子さん、
そこに集う仲間のみなさまに本当に感謝しています。

そして、骨盤底筋の興味を深め、広める楽しさを形にしてくださった
一般財団法人 日本コアコンディショニング協会の岩崎由純会長、
LPN㈱の吉武永賀会長、日比りかさん、JCCA事務局の大石和貴子さん、
ディレクターの尾陰由美子先生、岡橋優子先生、渡辺なおみさん、谷春代さん、
㈱ナファ生活研究所の相田雅彦社長・相田陽太郎さん
そして全国でオマタの大切さを一緒に普及している仲間のみなさま、
この本を出すにあたって、たくさんのお力やエネルギーをいただきました。
本当に感謝の気持ちでいっぱいです。

「これはうちでなきゃ出せない内容ですね」と最初におっしゃった
㈱パブラボの菊池学社長。
最後の最後までこだわりヒーヒーがんばってくださいました。
大変だったと思います。ですからなおさら、心から感謝しています。
そして、この本に関わってくださったすべてのみなさま、
本当にありがとうございました。

最後に、何があろうといつも全力で応援して支えてくれている
両親や姉弟家族や心友に、
いつも見守り応援してくださっているみなさまに、
この本を読んでくださったみなさまに、
心から愛と感謝をこめて♡

２０１８年11月
副島理子

参考文献

・『昔の女性はできていた』(津田塾大学・教授　三砂ちづる著／宝島社)
・『オニババ化する女たち』(三砂ちづる著／光文社新書)
・『不機嫌な夫婦』三砂ちづる著／朝日新書)
・『月の小屋』(三砂ちづる著／毎日新聞社)
・『お産でいちばん大切なことは何か』(ミシェル・オダン著／メディカ出版)
・『胎児娩出感をもった女性の分娩体験』(堀田久美／日本助産師学会誌　第17号巻第1号2003.6)
・『卵子老化の真実』(河合蘭著／文春新書)
・『シャーデンフロイデ』(中野信子著　幻冬舎新書)
・『愛に関する十二章』(五木寛之著／角川書店)
・『子宮力』(進純郎著／日本助産師会出版)
・『皮膚は「心」を持っていた』(山口創著／青春出版社)
・『オルガズムの科学』(B・R・コミサリュック　C・B=フローレンス　B・ウィップル著／作品社)
・『触れることの科学』(デイヴィット・J・リンデン著／河出書房新社)
・『体表からわかる人体解剖学』(監訳　大川淳　秋田恵一／南江堂)
・『ウィメンズヘルスと理学療法』(責任編集　石井美和子　福井勉)
・『見るみるわかる　骨盤ナビ』(総監修　竹内京子　エクササイズ監修　岡橋優子)
・シナプソロジー普及員養成講座テキスト(シナプソロジー普及会／(株)ルネサンス内)
・『不調解消！　女性のためのすっきり体幹ストレッチ』(副島理子著／PHP研究所)

【エクササイズの所在】

・一般財団法人　日本コアコンディショニング協会

【関係サイト】

・ALL　HAPPY㈱　http://allhappy.co.jp
・ママの学校　HAPPY SUN　http://happysun.link
・ひめナプ®　http://himenapu.com
・ひめトレ®　http://himetore.com

著者略歴

副島理子（そえじまさとこ）

神奈川県在住。ALL HAPPY（株）代表取締役。健康運動指導士。（財）日本コアコンディショニング協会ひめトレディレクター・シニアスーパーバイザー。日本女子体育短期大学卒業。フィットネスインストラクターを経て、2003年より地域に根づいた運動指導を開始。自治体や企業の口コミにより講演・講座が続く。山口県下松市からは介護予防事業を受託。下松市では自治体と共に地域力を活用した地域コミュニティづくりの実績を持つ。

現在は女性の骨盤底筋に焦点をあてた健康づくりを展開。弱くなりがちな骨盤底筋の本来の力を取り戻そう♪とオマタの大切さを健全に明るく語る。また、助産師と共に産後ママを応援するコミュニティ「ママの学校 HAPPY SUN」を全国に作る活動中。多世代の女性が交流できるコミュニティを作ろうと奮闘している。

著書に『不調解消！女性のためのすっきり体幹ストレッチ』（PHP研究所）がある。

人生を輝かせる
オマタストレッチ！

発行日　2018年12月10日　第1刷発行

定　価　本体1500円+税
著　者　副島理子

デザイン　涼木秋
イラスト　岸本明子
ノグチノブコ

発行人　菊池 学
発　行　株式会社パブラボ
〒101-0021　東京都千代田区外神田2-1-6宝生ビル
TEL 03-5298-2280　FAX 03-5298-2285

発　売　株式会社星雲社
〒112-0005　東京都文京区水道1-3-30
TEL 03-3868-3275

印刷・製本　株式会社シナノパブリッシングプレス

ISBN978-4-434-25509-0